リウマチ感謝！

＊＊＊＊＊＊＊

カウンセリング編

治るスイッチをみつけよう！

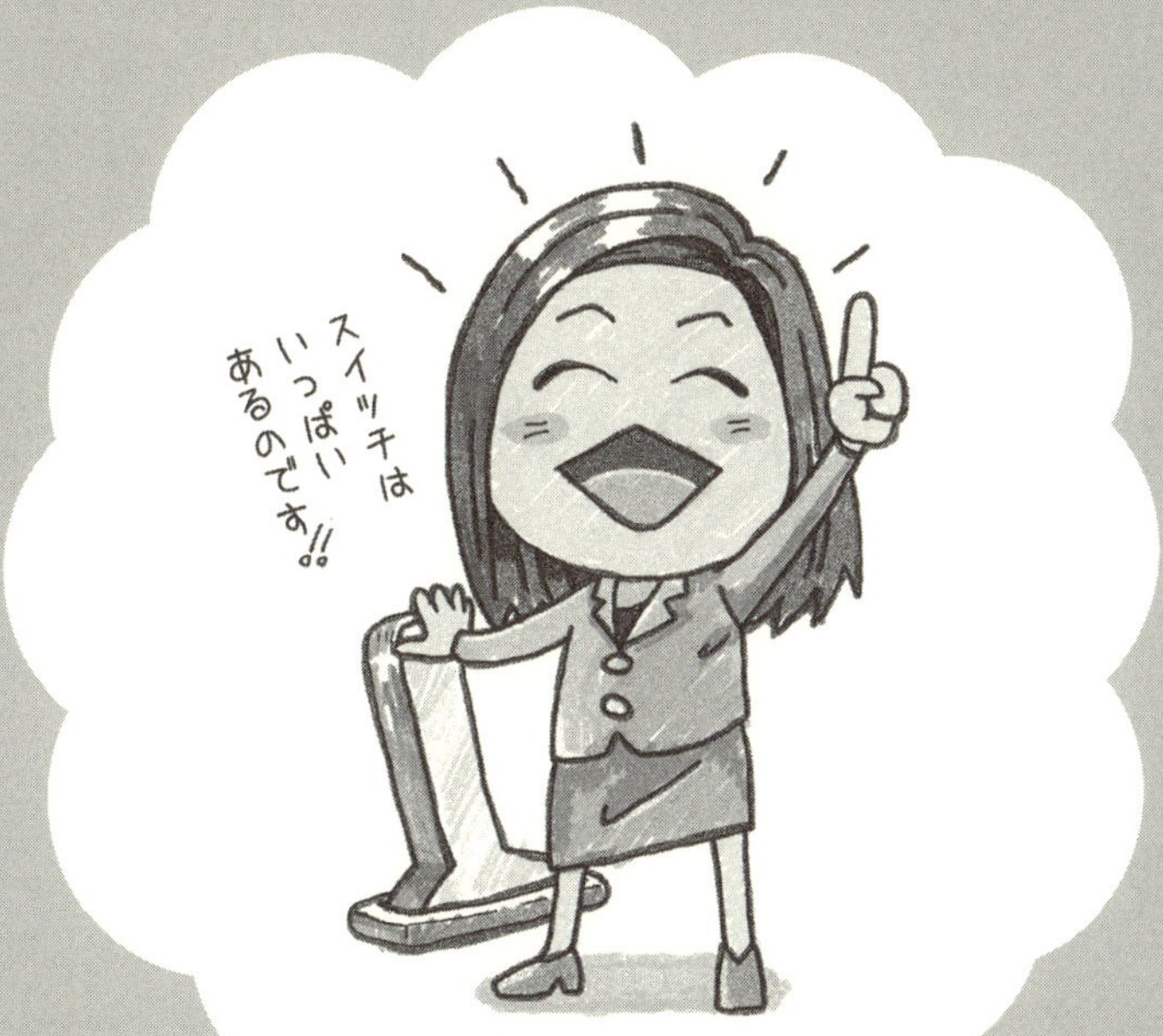

ご推薦いただきました！

リウマチは明るく、楽しく、治せる。信じられないだろうが「事実」である。

『リウマチ感謝！』。この摩訶不思議な題名の本に出会ったのは3年前、何気なくインターネットを見ていたときであった。その内容はまさに目からうろこ！　ガツンと衝撃を受けた。

これは今までの本とは違う。ブログをもとに現在進行形の形式で書かれたその本は、著者渡邊千春さん自身の**リウマチ完治までの完全実況中継**であった。すぐにリウマチ感謝のサイトを見た。そこで彼女はなんと卒業生（つまりリウマチを完治した元患者さん）に卒業証書を渡していたのである。

こりゃ楽しい！　学ばねば。すぐにセミナーに参加した。初対面でこの方は**太陽であり新しい時代のヒロイン**であると確信した。この方の周りは明るく照らされみんな笑顔になる。そこ

監修者

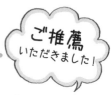

松田医院　和漢堂

院長　**松田 史彦先生**

本質をとらえる直感力と柔軟な発想力を兼ね備えたとっても素敵な先生です。

分野を問わず「良いもの」をどんどん取り入れ、患者さんに寄り添う医療を見事に実現されています。

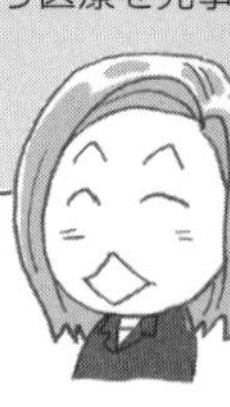

で彼女は自分の経験で得た学びを多くの人に伝えていた。食事や温熱の大切さに加え、病《やまい》を通して見えてくる自分に気づくこと、自分に向き合い良いイメージを持つこと、それらの重くなりがちなテーマをニコニコさらりと語っていた。そして大事なことは、多くの確かな結果を残していたことである。

さて彼女の長年の活動の成果である第2弾『リウマチ感謝！ カウンセリング編』、さっそく読んでみた。やはり彼女は驚きの進化を遂げていた。リウマチに関する医学的解釈の進歩もさることながら、より具体的、現実的な**「リウマチから卒業し、リウマチに感謝する方法」**がとてもわかりやすく、しかも楽しく述べられている。さらには**心や魂にまで踏み込んだ深い、深～い本になっていた。しかも深いのに軽いのである。この軽さこそがすばらしい！**

私はその考え方はリウマチだけでなくすべての病《やまい》に通じるものであると確信した。

リウマチ完治への道は開かれた！ あとはただ、**あなたがその道を歩き出せばよい。**次はあなた自身が太陽となって自分の行く道で輝いていこう。

リウマチは明るく楽しく治せる。信じられないだろうがやはり**「事実」**であった。

ご推薦
いただきました！

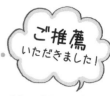

リウマチは運良く、偶然に治ったわけではない。治癒者には「共通性」があり「改善の秘訣」がある！

リウマチの患者さんは日本でおよそ100万人とされ、そのうち約1割が自然治癒するとされます。ということは、過去これまでに治った人は少なくとも数十万人いることになります。ほとんどのリウマチ卒業生はひっそりと普通の生活に戻りますが、渡邊千春さんは全く違っていました。**完治してからも「治る人と治らない人の違いは何だろう?」と探究をやめず、10年間、後輩患者さんにアドバイスをし続けた**のです。

さらに特筆すべきは、**難病カウンセラーとして日本で一番多く、リウマチ卒業生を輩出**させたことでしょう。この「伝説」には千春さん自身がもつ性格上の特性が大きく貢献したと思います。彼女の明るさ、熱意、本質を見抜く観察眼には、会うたび、話すたびに驚かされます。

(財)日本東洋医学財団
理事長　**中村 司先生**

リウマチ治療中に出会って以来、リウマチに関わる専門家の先輩として尊敬し、また同じ志を持つ仲間として、よく相談させていただき、たくさんのアドバイスをいただいています。

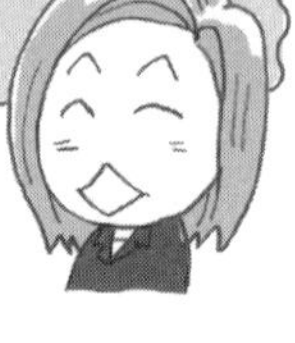

彼女のカウンセリングを受けたほとんどの人が**前向きで明るい気持ち**になってしまうのもうなずけます。

「リウマチは努力しだいで治る」、「リウマチは治りにくい」。相反するように見える2つの見解は、どちらもある意味正しいといえます。真相は、受験生やスポーツ選手から学ぶべき教訓にあります。「最後まで自分を信じることで達成される」「負けると思った瞬間に負ける」。信じられないかもしれませんが、奥深い真理の一側面です。

多くの方が誤解していますが、治る人は宝くじに当たるように偶然に治ったわけではありません。**治癒者には共通性があり、改善の秘訣**もあります。この本には、難病が治るために必要な、重要な視点と情報が盛り込まれています。

難病によって未来の希望をあきらめかけている患者さんにとって、千春さんとの運命的な出会いは、一生忘れられない宝物となることでしょう。

あなたがリウマチを**人生の転機ととらえ、発症以前より幸福で健康な「光り輝く未来」を生きる**ことを心より祈っています。

目次

第3章

何を食べればいいの？
自分流の食事療法を見つけよう！

COLUMN

第1章
リウマチ感謝の野望
リウマチは治るのだ！

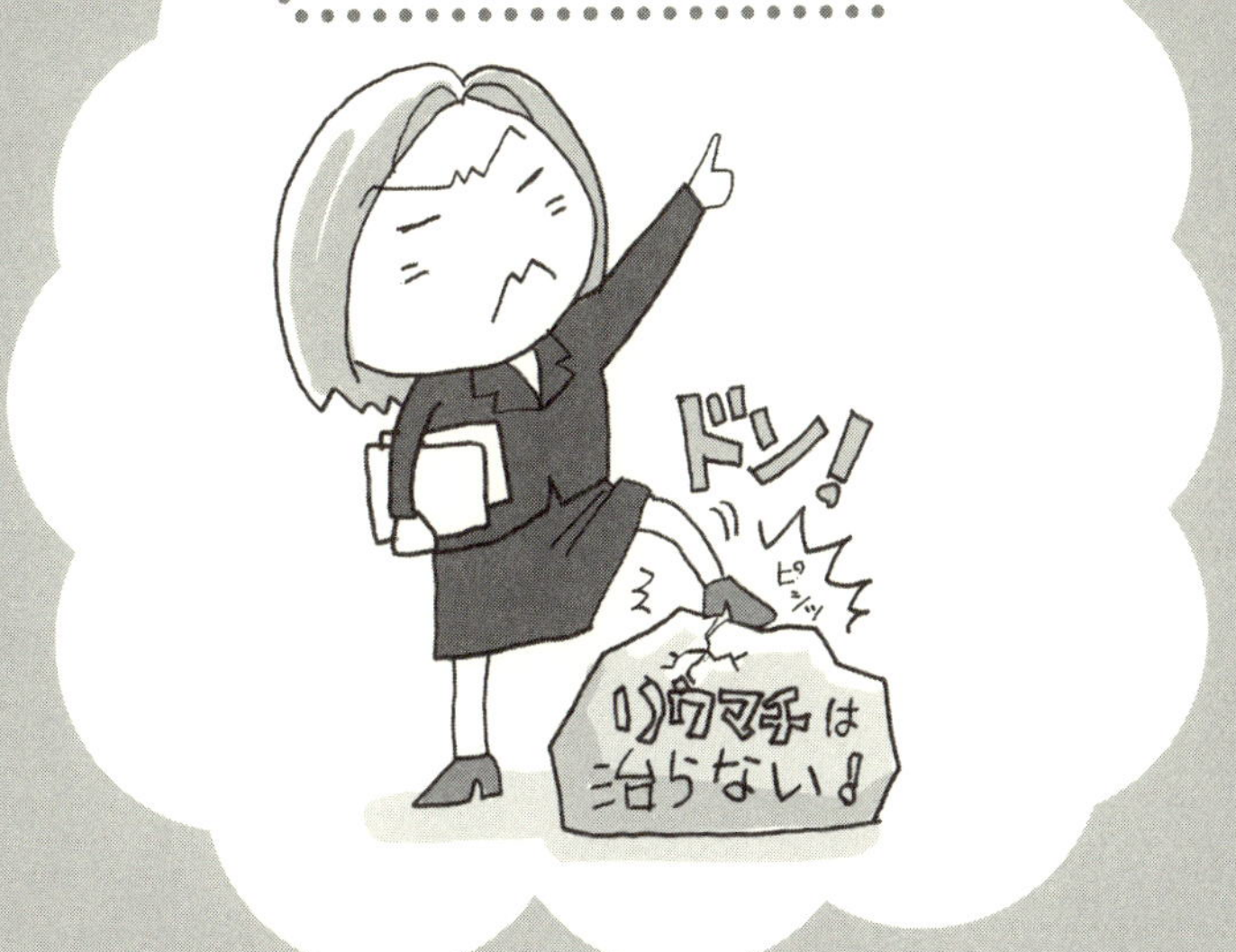

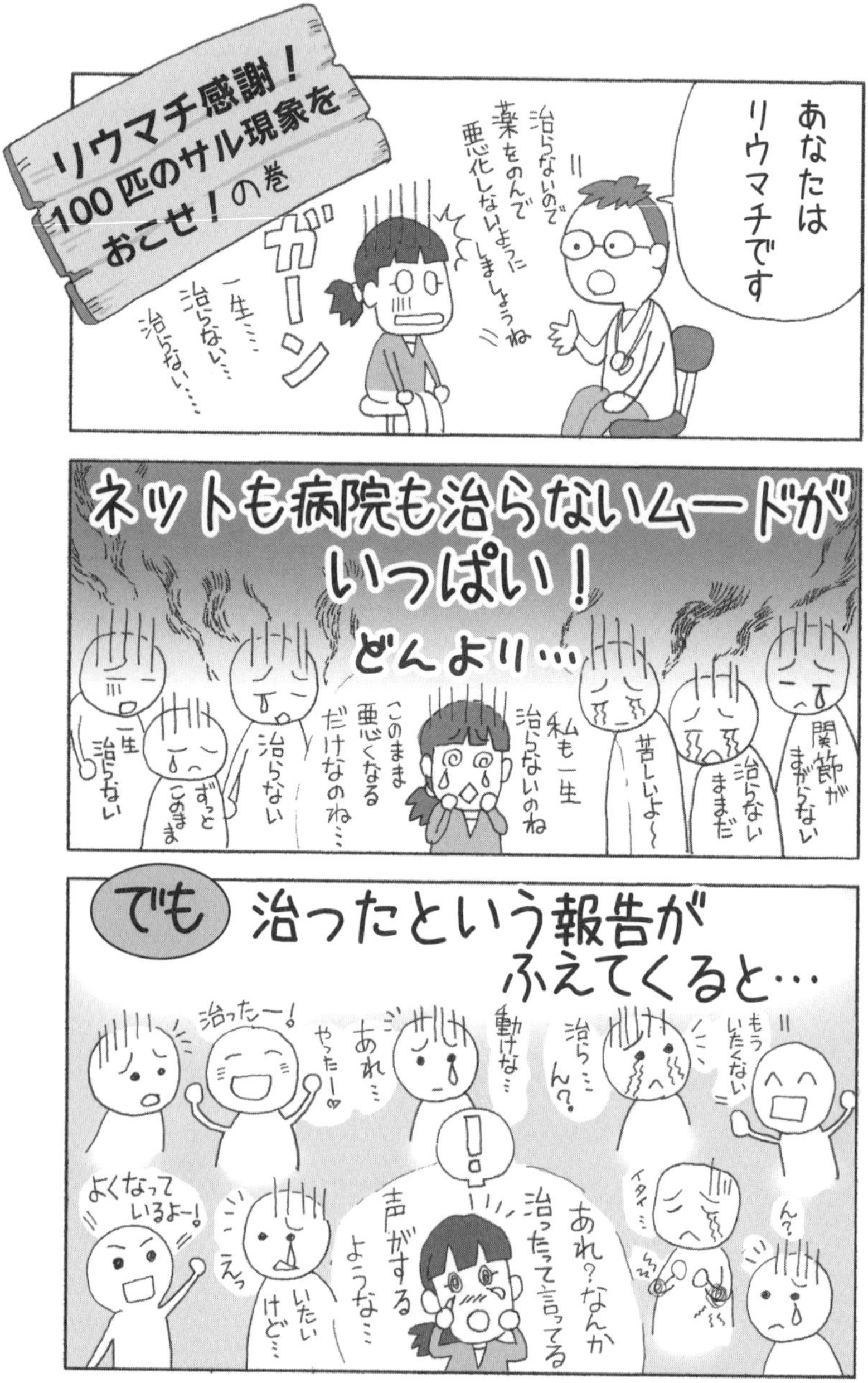
リウマチ感謝！
100匹のサル現象を
おこせ！の巻
あなたはリウマチです
治らないので薬をのんで悪化しないようにしましょうね
ガーン
一生…治らない…治らない……
ネットも病院も治らないムードがいっぱい！
どんより…
関節がまがらない
治らないままだ
苦しいよ〜
私も一生治らないのね
このまま悪くなるだけなのね…
治らない
ずっとこのまま
一生治らない
でも 治ったという報告がふえてくると…
もういたくない
治ら…ん？
動けな…
あれ…
やったー！♡
治ったー！
ん？
イタイ…
あれ？なんか治ったって言ってる声がするような…
！
えっ
いたいけど…
よくなっているよー！

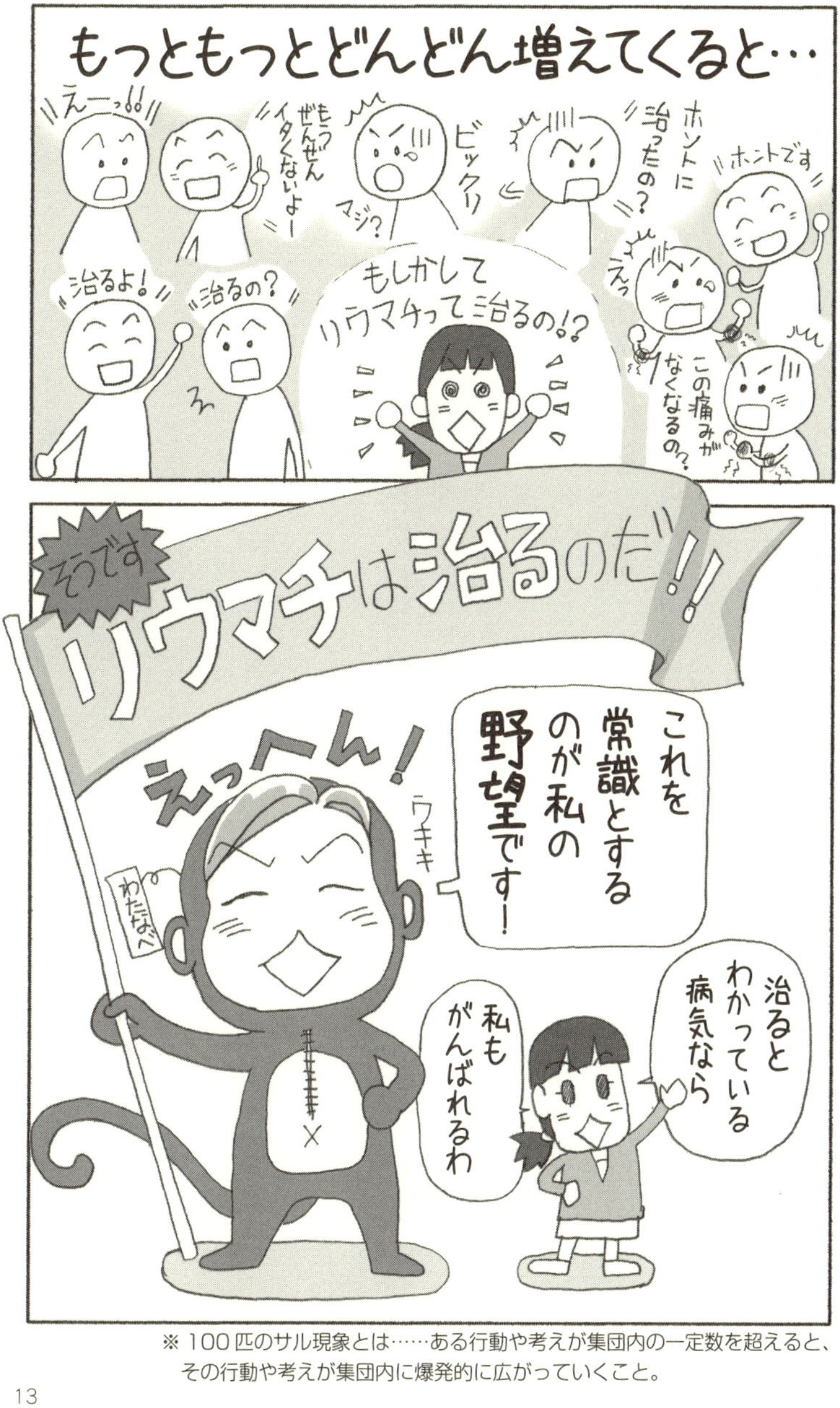
もっともっとどんどん増えてくると…
えーっ!!
もうぜんぜんイタくないよー
ビックリ
マジ？
ホントに治ったの？
ホントです
治るよ！
治るの？
もしかしてリウマチって治るの!?
えっ
この痛みがなくなるの？
そうです
リウマチは治るのだ!!
えっへん！
ウキキ
これを常識とするのが私の野望です！
わたなべ
治るとわかっている病気なら
私もがんばれるわ

※ 100 匹のサル現象とは……ある行動や考えが集団内の一定数を超えると、
その行動や考えが集団内に爆発的に広がっていくこと。

こんにちは！　**「〝リウマチは治せる〟を世の中の常識にする」**という大きな野望を抱くリウマチ感謝！こと、難病自然治療アドバイザーの渡邊千春です。

私もかつては、西洋医学では治らないと言われているリウマチを患い、激しい痛みで自力で起き上がることもできないような日々を送っていました。

◇わたしがリウマチになってから治るまでの簡単な略歴

【2004年の秋〜冬】

・出産後の寝不足と過労やストレスから常に疲労が続き、体調の良い日はほとんどなく、何とか最低限の家事をこなす日々。しかし病院には行かず、自分の症状にあわせて、市販されているサプリメントを飲み始めたところ、かなり回復。なんとか頑張れてしまったため、そのうち良くなるだろうと考えていた。

【2004年の冬〜2005年の春】

・この頃より足の裏や手の指の痛み、朝の手のこわばりなどのリウマチのような症状が出始めるが、まさか病気とは思わずにやり過ごしていた。

・相変わらず体調は悪いものの、サプリメントを飲んでいるおかげであんまり気にならなくなってきたことで調子にのり、いろいろと無理を重ねていくうちに症状が悪化。

・3月下旬の引っ越しが決定打となり、全身の疲れや関節・筋肉の痛みなどで、まともに体が動かなくなる（朝に布団から起きる・服を着る・家事をする・当時2歳の娘を抱っこするといった日常動作に相当な支障をきたしてしまう、物につかまらないと立ち上がれない時がある、微熱が続く、あちこちの関節が痛む、手をグーにしたり正座をすることができないなど）。

【2005年の5月】

・ついに病院に行って診断を受ける。

・病院での検査の結果、関節リウマチの診断が下る。その10日後にブログを開設。「絶対にリウマチを治す」と宣戦布告。

【2005年の6月】

・激痛やこわばりで、起き上がったりペットボトルのふたを開けたりできないことすらある中、丹田式呼吸法を始める。ハーブティやハーブサプリなど、とにかくリウマチを治したい一心で、ピンときたものはどんどん試すという勢いで情報を仕入れ、次々とチャレンジ。

【2005年の7月】

・「病気と戦うという姿勢では治らない。病気は自分の人生の過ちを正すチャンスである」この言葉がきっかけで、ブログタイトルを『リウマチ戦記』から『リウマチ感謝！』へ変更。

・自分のやろうとしている「自然療法」と「医薬品での治療」の効果が相反するものであることから、主治医と相談した上で、薬を一時的にやめることに。

【2005年の8月】

・宮崎にて山元式新頭鍼療法を3日間受ける。熊本にてスペシフィックカイロを受ける。

・ちょうど断薬によるリバウンドが出始めていたころだったが、九州での鍼治療とカイロのおかげで症状が劇的に回復。その後、身体の調子はどんどん良くなり、血液検査の数値も改善。

【2005年の9月〜10月】

・ダンナ（＝ニックネームは珍念）が肺気胸で入院したため、いくつかの自然療法もストップしてしまい、症状も数値も足踏み状態だったが、珍念の復活とともに、自然療法も復活。

【2005年の11月】

・リウマチ因子は持っているものの、CRP等の検査数値は正常値まで改善、リウマチの自覚症状もなくなったため、ブログにて「治った！」宣言をする。

※私の行った治療法や治療経過についてもっと詳しく知りたい方は、三恵社出版『リウマチ感謝！』をご覧ください。（155ページ参照）

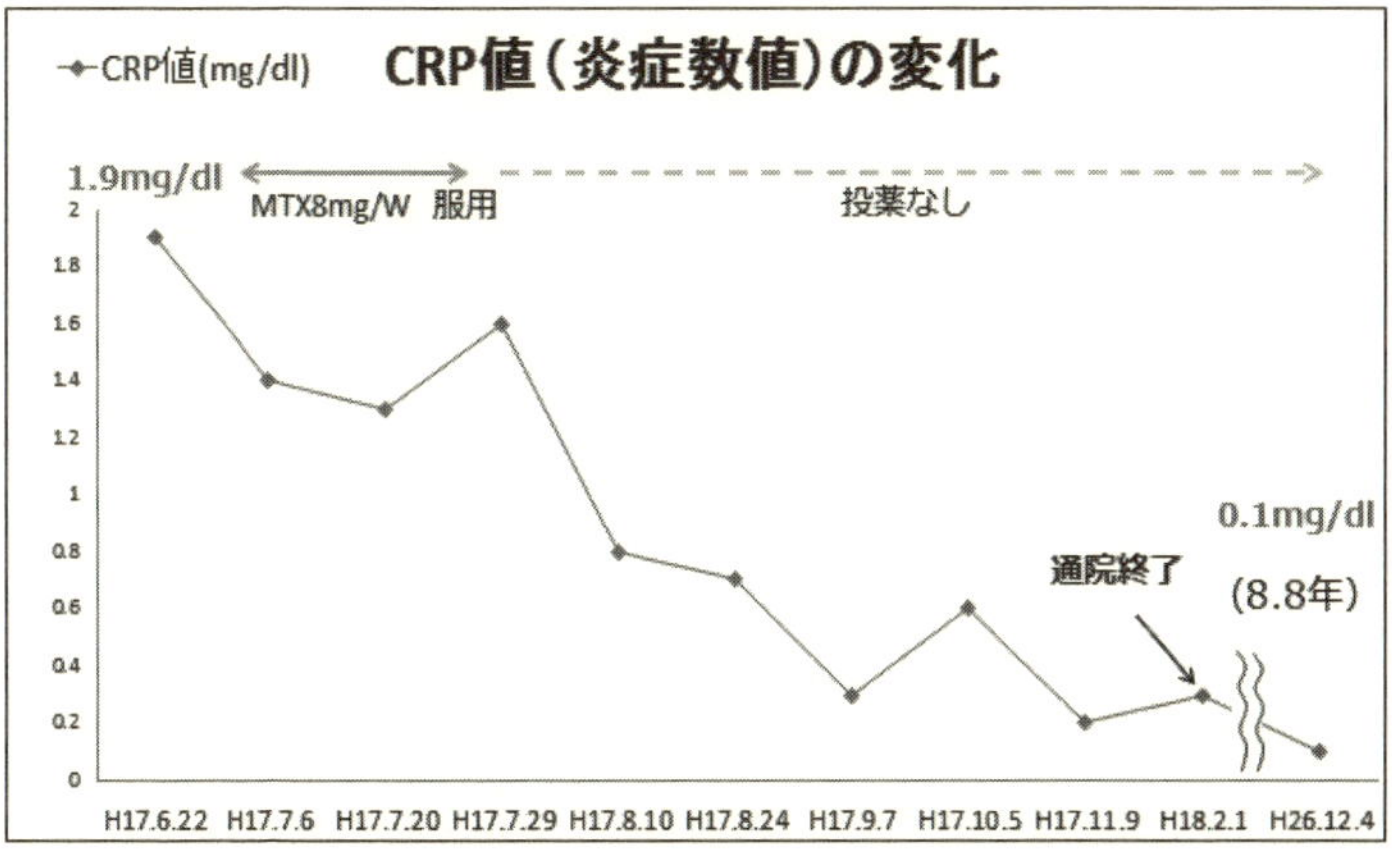

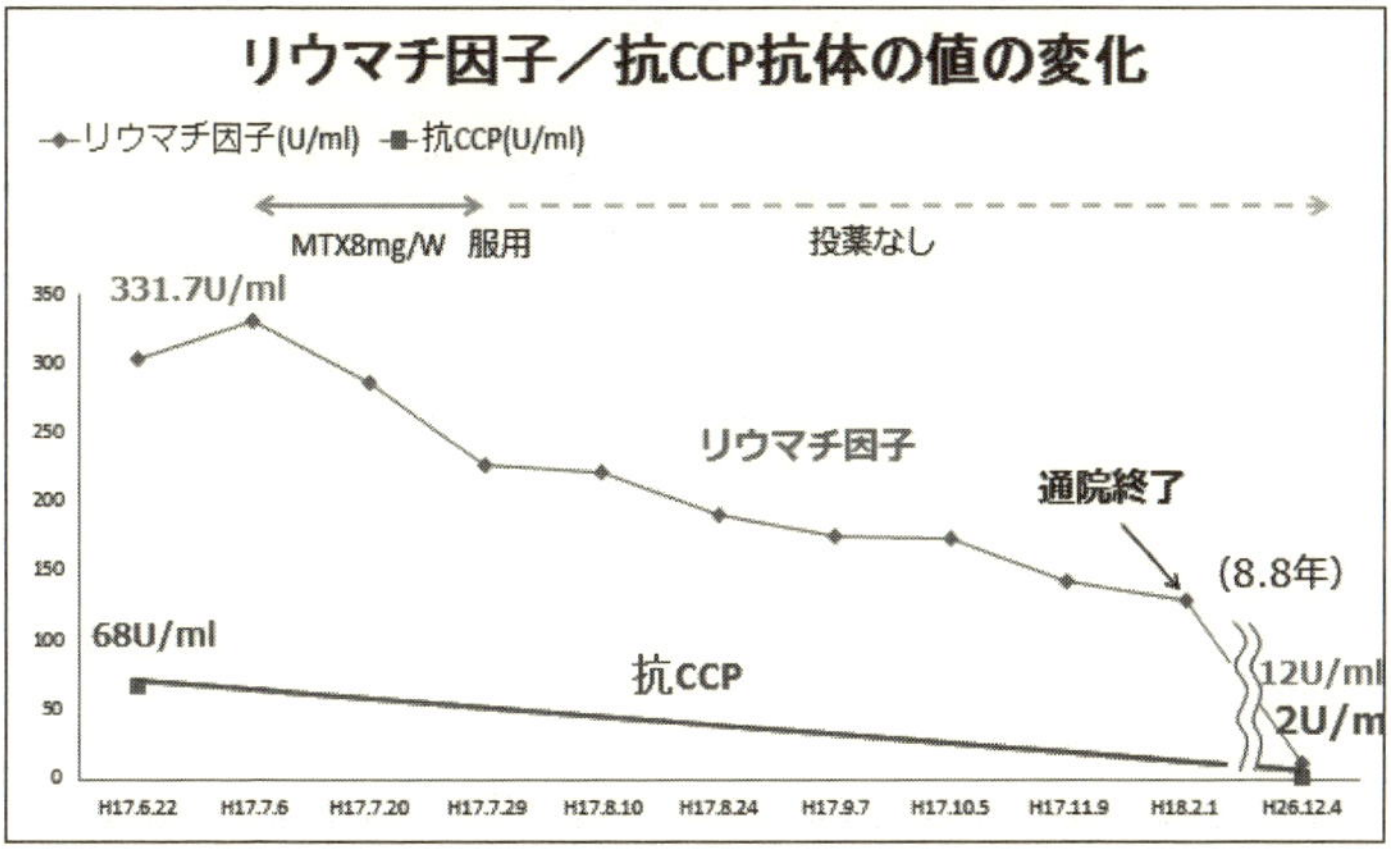

上から CRP（炎症数値）、リウマチ因子（RF 値）、抗 CCP 抗体の検査結果グラフ。

平成 17 年 6 月 22 日より約 1 ヶ月間リウマトレックス（MTX）を週 8 ミリ服用。断薬後も数値は下がり続け、平成 18 年 2 月に通院が終了。

平成 26 年 12 月に約 9 年ぶりに検査したところ、CRP=0.1 mg/dl、リウマチ因子=12.0 U/ml、抗 CCP 抗体 =2.2U/ml、MMP3=15.2 ng/ml と全ての項目が正常となっていることが確認された。

（資料提供協力：天理よろづ相談所病院、志水リウマチ科内科診療所）

◇治ったあとに開けていたカウンセラーへの道

私はリウマチの診断が下った当初から治る日までかかさずにずっとブログを書いていました。**「絶対に治す！」**と宣言することで自分自身を奮い立たせてモチベーションをアップするのと同時に、同じようにリウマチで苦しんでいる方たちに私が治っていく姿を見てもらうことで、少しでも希望や勇気を持っていただけたらという想いからでした。

そして、実際に治っていく過程をブログにつづり始めたところ、「同じ治療法を試したい」とたくさんのリウマチの方からメールで相談を受けるようになっていきました。その当時の私は単純に、自分がやっているのと同じことをすれば他の方もよくなると思っていたので、一生懸命、自分がやっていた治療法についてのアドバイスだけをしていました。

しかし、同じアドバイスをしても、良くなっていく方とそうでない方に分かれてしまったのです。

「なぜ？　どうして？」

そこで私は治った方や大幅に改善した方たちに、どんな治療法をどんなふうにやったのか詳しく聞いていったところ、驚くことに、実践していた治療法がてんでバラバラだったことを知りました。

「治療法はバラバラなのに、この方たちはどうして治ったんだろう？」

この疑問がその後の私の進む道の出発点でした。良い治療法やセミナーがあると聞けば、お金と時間が許す限りどこにでも出かけ、自分の目と耳と身体を使って地道に試していきました。そうして得た知識はすべて相談に来てくださる方たちに無償で提供し、みなさんから経過報告やフィードバックをいただくことがとても貴重な学びとなりました。たくさんの本を読み、たくさんの方と出会い、たくさんの気づきがあり……、そうするうちに、「人がなぜ病気になるのか」、「なぜ治るのか」といったことが、自分の中でどんどん明確になっていったのです。

こうして約2年間におよぶ探求の旅を経て、アマチュアカウンセラーとしての経験を積んだ私は、2007年の11月から自然治療アドバイザーの『**プロ**』として、リウマチや難病のみなさんに関わっていくという道を選びました。

◇さあ、種まきするぞ！

私のカウンセリングの基本方針は、相談に来てくださるみなさんの心に種まきをすること。

種は治療法だったり、モチベーションの保ち方だったり、悩みの解決法だったり、いろいろあります。スピリチュアルや目に見えないものを信じる方には、エネルギー的なことや無意識の領域といった点からお話しすることもありますし、非科学的なものは信じないという方には、科学的に根拠のある方法をお伝えします。お薬を飲みたいという方には、飲みながらでもやっていけることをアドバイスしています。

私は相談に来られるみなさんが信じるものを否定しません。その上で、その方に合った治療法を紹介したり、家庭でできることをアドバイスしていくわけですが、ただひとつ、どんな方にも共通してお伝えしていることがあります。

それは、**「病気を治す力も心も最初からあなたの中にある。私は種をまくことはできるが、種を育てていくのは、あなた自身だ」**ということです。

自分の心の中に**リウマチは治る**と信じる前向きな気持ちを育てることができたら、正直どんな治療法を選んでもその方は良くなっていくと、個人的に思っています。**治るスイッチ**は、誰もが持っています。それを見つけていきましょう。

はじめは少しずつ、できることからでいいんです。治したいと願い、実践していく行動力が一番大切なのだと思います。

◇夢は大きく、もっと大きく！

本やネットで調べると「リウマチは治らない」という情報があふれかえっています。そのうえ病院でもお医者さんから「治りませんよ」なんて言われてしまうと、普通の方なら「自分も治らないんだ。一生薬を飲み続けなければいけないんだ」と信じ込んでしまうと思います。

そうなると「治る」という気持ちに切り替えていくまでに大変なエネルギーが必要になります。この段階で既に脱落してしまう方もいっぱいいるんです。

でも冒頭の漫画にあったように「リウマチは治る」が市民権を得て幅をきかせるようになれば…、いや、もっと進んで常識になれば、「治せる病気」というところからのスタートとなります。そうなればきっと、今よりもたくさんの方が治すための行動を起こし始め、その結果、リウマチという病気から卒業していけるのだと私は信じています。

だから私は、リウマチで苦しんでいる方たちに「リウマチは治せるよ」というメッセージが届くように、今日もせっせと種をまき続けています。

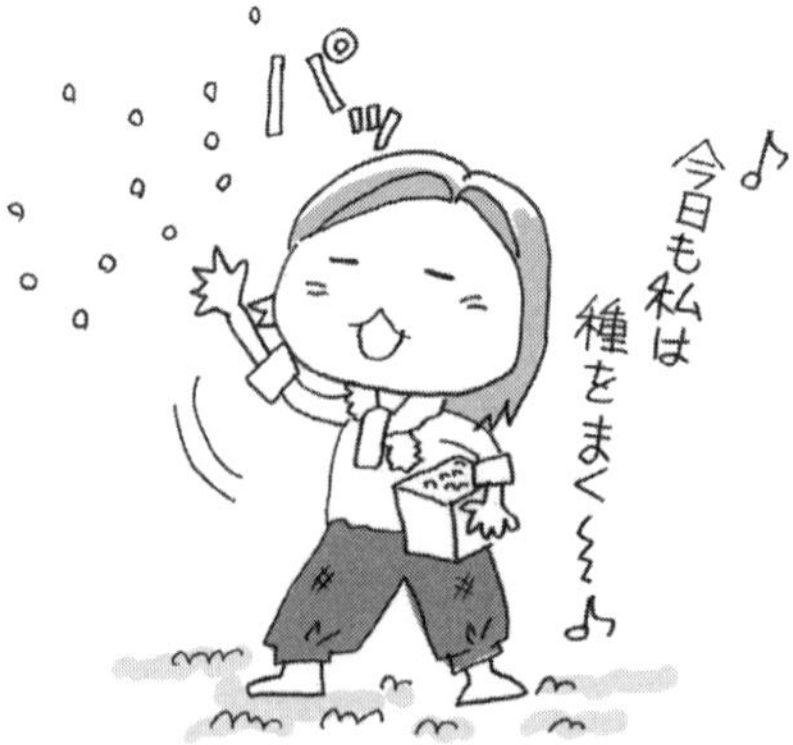

第2章

どうしてリウマチになるの？
発症のメカニズムと根本治療

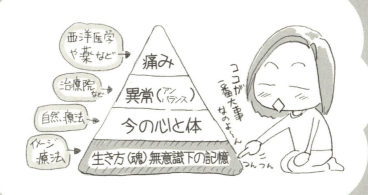

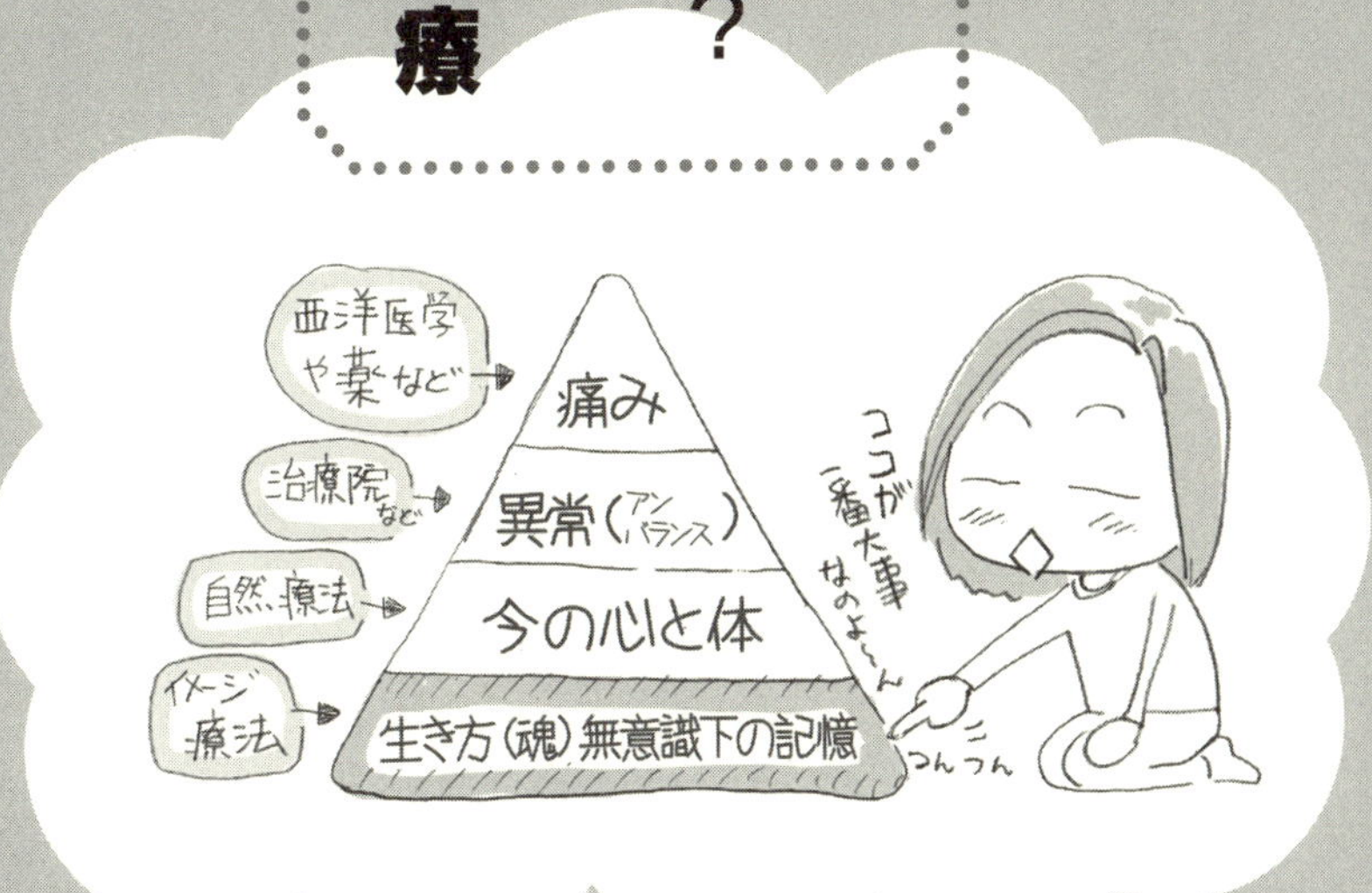

くりかえしますが、リウマチは治せる病気です！　第3章からのカウンセリング事例でご紹介する基本的な治療法を実行するだけでも、それなりの効果が得られると思います。ですが、**どうして自分はリウマチになったのか**をわかっているのとわかってないのとでは、治療に対する理解度とやる気がぜんぜん違ってくると思いますので、リウマチがなぜ、どのように発症していくのかを、できるだけわかりやすく説明していきますね。

◇リウマチ発病の原因はひとつじゃない

リウマチの発症のメカニズムは、今のところ西洋医学では原因不明といわれています。

ですが私は、科学的に解明されていないだけであって、リウマチになった原因は絶対にあると考えています。

といいますのも、私のこれまでのカウンセリング経験からいいますと、発病する数ヶ月前〜数年の間に、次のような大きなストレスが心や身体にかかる時期を経てリウマチになった方が非常に多いからです。

精神………とてもつらいことや悲しいことがあった、自己犠牲的な性格、自己否定感が強い、まじめ、怒りや悲しみなどの感情をため込むクセがある。

生活………がんばりすぎ、働きすぎ、睡眠不足。
食事………甘いもの中毒、辛いもの大好き、水をあまり飲まない。
その他……親子関係・嫁姑関係・夫婦関係など家族関係に問題がある、幼少時のトラウマが大きく関係している。

リウマチになる原因は人によってまちまちですが、これらに共通するのは、心や身体に負担をかけ、自分らしくない不自然な状態が長く続いたという点です。
人は自分らしい生き方や自然な生き方ができないと、ストレスを感じて、自律神経のバランスをくずしてしまうのです。

◇自律神経って何だろう？

人間の身体というのは**自律神経**によってコントロールされてます。自律神経というのは呼吸、消化、発汗・体温調節など、私たちの生命維持に必要な機能を無意識のうちに調節してくれている神経です。
自律神経には、**交感神経**と**副交感神経**の２種類の神経系があります。それぞれスイッチがあって、起きて活動している時や緊張している時は、主に**身体や心を活発にさせる神経**である交感神経のスイッチが入っています。テキパキ・イライラ・ハラハラ・（緊張して）どきどき・せかせか……こういう感じの時は、交感神経がスイッチオンで優位になっています。

眠っている時や休んでいる時は**身体や心をリラックスさせる神経**である副交感神経のスイッチが入ります。こっちは、ゆったり・スヤスヤ・ほのぼの・ふんわり……という感じです。

このふたつの神経は、一方が強く優位になれば一方は弱まるというシーソーのような関係で、同時に強くなるということはないといわれています。

健康な方の場合は、このふたつがきちんと切り替えができていて、強くなったり弱くなったりを繰り返しながらも、だいたいバランスが取れています。

ところが、ストレスなどが原因で心や身体の緊張状態が続くと、**この自律神経のバランスが狂ってスイッチが適切に切り替わらず、交感神経のスイッチが入りっぱなしになってしまうのです。**

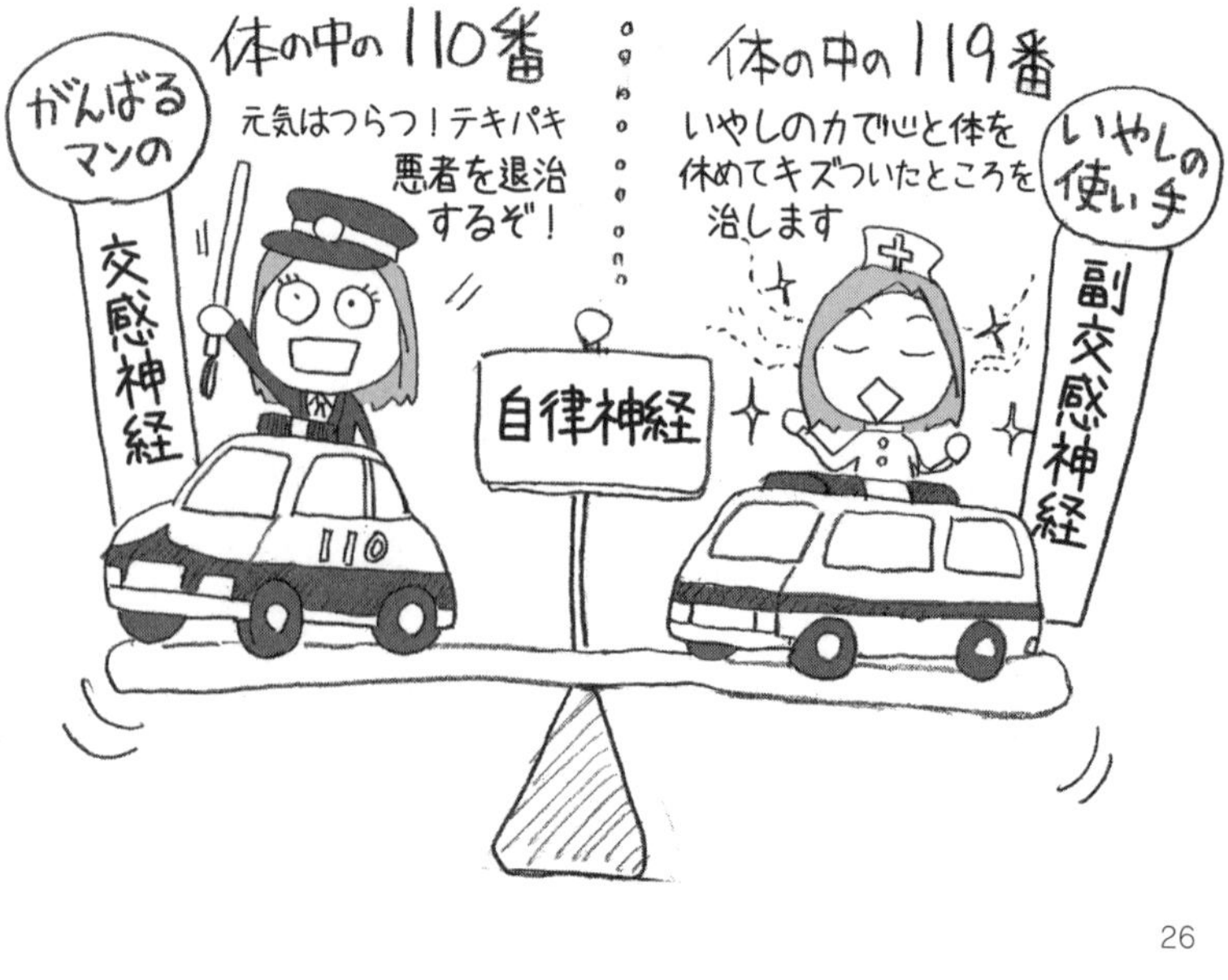

体の中の110番
がんばるマンの
交感神経
元気はつらつ！テキパキ
悪者を退治するぞ！
110
自律神経
体の中の119番
いやしの使い手
副交感神経
いやしの力で心と体を休めてキズついたところを治します

リウマチになった方が血液検査をすると、交感神経が過剰に優位になっちゃっている方がホントに多く見うけられます。

◇交感神経が過剰に優位な状態が続くと何が起こるのか？細胞内感染と細胞破壊の悪循環！

交感神経が過剰に優位な状態が続くと身体の中で何が起こるのかを見ていきましょう。

1　交感神経の過剰優位で心や身体が固まって緊張しっぱなしになり、血流が悪くなります。

2　⇐　血流が悪くなると体温が低下します。

3　⇐　体温が低下すると免疫力が下がります。

4　⇐　免疫力が低下すると細胞内にウイルスなどが入り込みます（細胞内感染）。

5　⇐　ウイルスなどが入り込んだ細胞は、異物とみなされ自分の免疫で細胞破壊が起こります。

⇐

6　交感神経が過剰に優位なので、破壊された細胞を修復させる副交感神経のスイッチが入りにくくなります。

⇐

7　細胞の修復や再生が破壊に追いつかなくなり、細胞破壊は悪化の一途をたどります。

ここで4や5の**細胞内感染**や**細胞破壊**について、もう少し詳しく説明しますね。

交感神経にはいろんな役割がありますが、その中のひとつとして、身体に害のある異物や細菌、ウイルスなどの敵が入ってきた時に**活性酸素**や**サイトカイン**といった免疫反応を登場させて、異物や細菌、ウイルスをやっつけてくれる重要な働きがあります。

わかりやすく言うと**体の中の一一〇番＝警察**ですね。

普段は頼もしい正義の味方なんです。

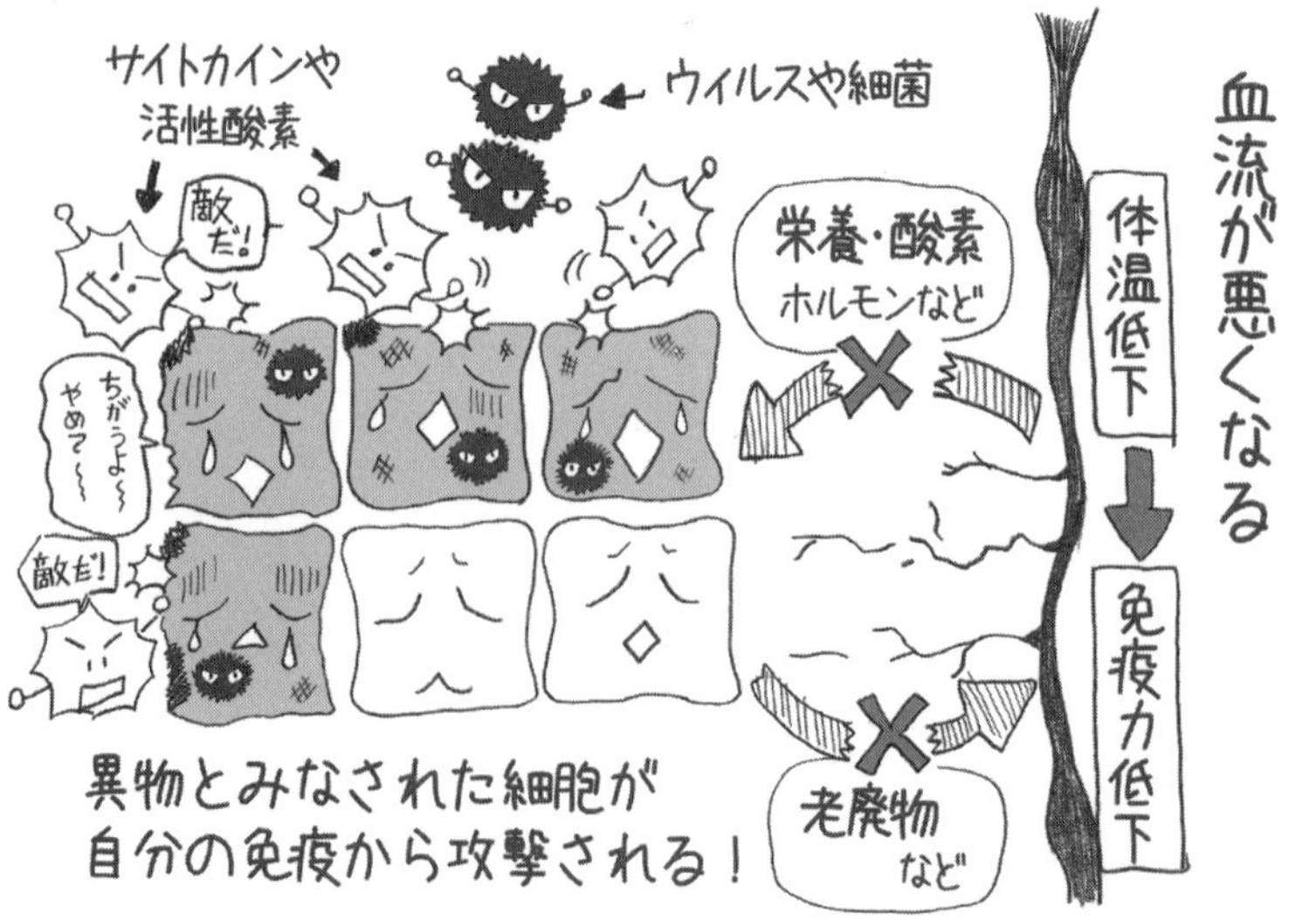

でも、免疫低下がひどいと、なんと細胞の中にまでウイルスなどが入り込みます（これを**細胞内感染**というそうです）。そうすると自分の細胞なのに自分じゃない（異物・敵）と判断されて、サイトカインとか活性酸素が、感染した自分の細胞を攻撃してしまうんですね。しかもストレスで交感神経のスイッチが入りっぱなしなので、攻撃をなかなかやめてくれないんです。

60兆個あると言われている**自分の細胞を自分の免疫反応で傷つけてしまう**んですね。

おまけに交感神経の優位が続くと血流が悪くなるので、栄養・酸素・細胞を再生するホルモンなども細胞に届きにくくなってきます。

細胞内のミトコンドリア（エネルギーを生み出す大事な場所）も感染や栄養不足でエネルギーや熱が生み出せなくなり、ますます体温は低下し、免疫力も低下。また、細胞から排出することができずにたまり続ける老廃物も、細胞の力を弱めていきます。

このような悪循環で、細胞はどんどん破壊されてしまうのです。ちなみに細胞が破壊されまくっているこの時期の自覚症状は、ミトコンドリアの働きが弱ったことによる身体の冷えやだるさ、疲れやすさといったもので、まだ痛みや腫れといったリウマチ特有の症状は出てきません。出てくるのはこれからなんですが、次のページではそのあたりを詳しくお伝えしますね。

◇おたすけ隊　プロスタグランジン発動！
痛みにはちゃんと理由があるんです！

こういう危険な状態になると私たちの身体が真っ先にする反応が、**プロスタグランジン**の分泌です。日本語に言い換えると**血流改善ホルモン**、もっと簡単にいうと**血液の流れをよくして細胞の修復を助ける物質**で、例えるなら救急車のようなものです。

この救急車には傷ついた細胞を一刻も早く治すための栄養や酸素、再生ホルモンや白血球などが乗せられています。

それらを運ぶ他にプロスタグランジンにはもうひとつ大事な役割があるんです。

それは**痛みの電気信号を脳に伝える**こと。痛みって何のために出すのかわかりますか？

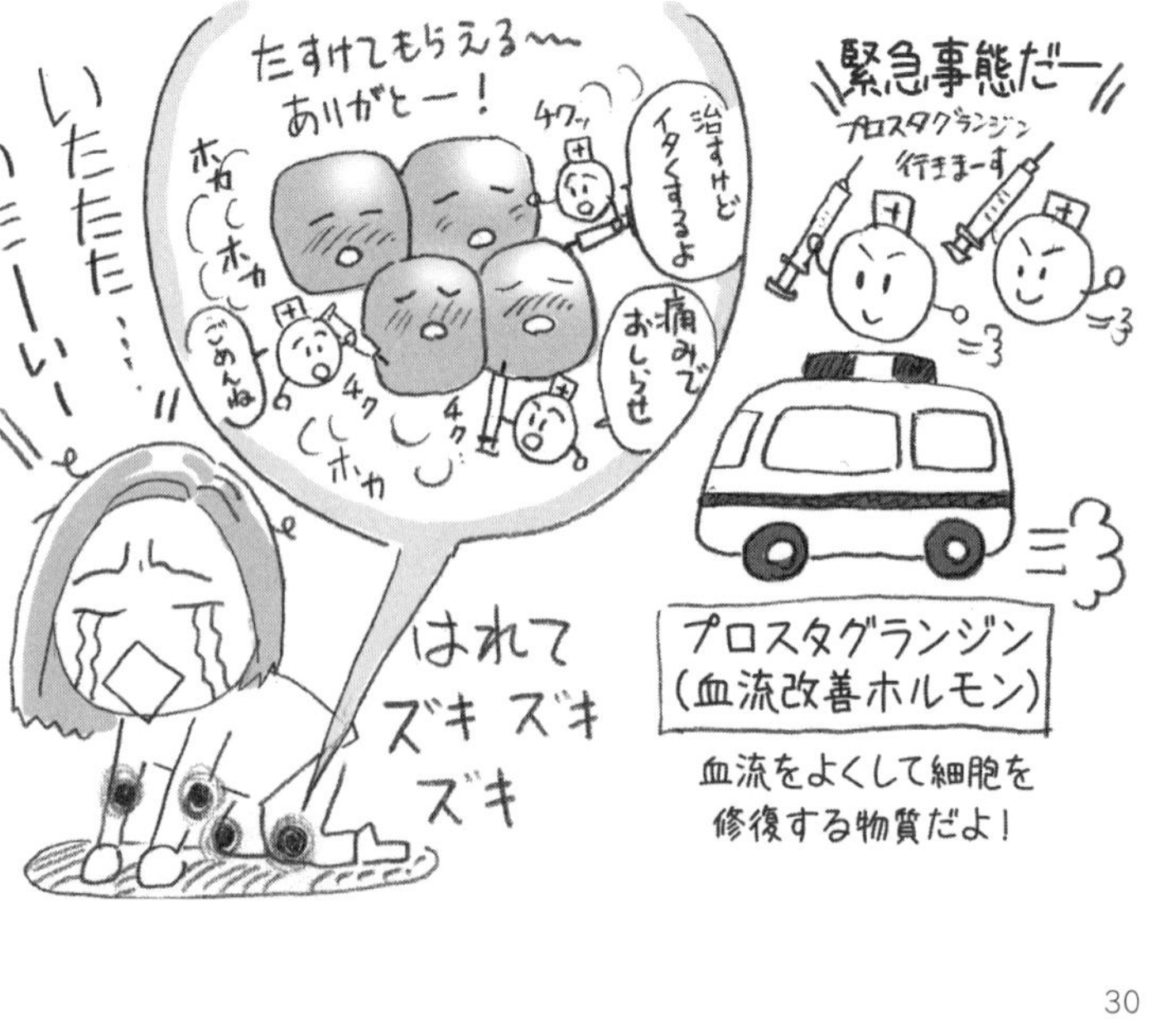

ちょっと想像してみてください。転んで怪我をしてしまった時、もしも痛くなかったら自分が怪我をしてることにまったく気づかないと思います。わからなかったら手当もしないし、動いて悪化させることもあるでしょう。

ということは、**痛みというものには、「ここに傷ついた細胞があります」と脳に知らせて、手当てをして、治すための行動を促す働き**があるということなんです。そうやって傷が治ったら痛みも消えていきます。

ではリウマチの方々の場合はどうでしょう？

傷ついているのは全身の細胞です。全身のいたるところに救急車（プロスタグランジン）が出動して、痛みを知らせるサイレンを鳴らし始めます。特に痛みが出るのは、血流が滞りやすい場所……例えば手足の末端、膝や肘のような関節などとなります。

プロスタグランジンは細胞レベルで治療をしてくれています。細胞に栄養や酸素などを補給して再生・修復を促し、エネルギーや熱の生産や免疫の正常化をする行為は、身体には**炎症**という形で現れます。

ですから、彼らががんばればがんばるほど、痛みを感じることになります。くりかえしますが、痛みは、ココが傷ついていますよ〜という彼らからの**ありがたいお知らせサイン**なのです。

この痛みは、怪我が治った時と同じように、つまり、傷ついた細胞の修復がすべて終わって細胞がもと通り元気になった時に消えていきます。

◇傷ついた細胞を治すためにできることは何？　根本治療ってどういうこと？

ところが、プロスタグランジンがどんなにがんばっていても、細胞が破壊され続ける環境がそのままで、あいかわらず再生される細胞よりも破壊される細胞が多ければ、細胞はいつまでたっても修復できません。ですからまず最初にするのは、**細胞破壊を止めるためにも自律神経のバランスを整える**こと。そして、その次に**細胞の修復をうながし助けてあげる**ことです。

簡単に言うと、細胞が傷ついていく悪循環の全く逆のプロセスをたどればいいということです。

1　交感神経ばっかり優位だったのをやめて副交感神経とバランスをとっていきましょう。

⇐

・活性酸素やサイトカインの発生が抑えられて細胞を攻撃しなくなります。

・副交感神経からは心や身体をリラックスさせるホルモンが出て血管を拡張し、細胞の修復を進めていきます。

2　血流を良くして体温を上げていきましょう。

⇐

・細胞に栄養や酸素やホルモンなどが行き渡り、老廃物が排出されやすくなります。
・細胞内のミトコンドリアがエネルギーや熱を作り始めるので体温＆免疫力がアップしていきます。
・体温が上がって免疫力が高まるので**ウイルスや細菌をブロック**できます。

３　食事はとっても大切、こころの安定はもっと大切！（これ、重要）

・身体に入る栄養やその働きに気をつけることで、症状の悪化を防ぎ、他の治療の効果をアップさせることができます。⇐

身体に入る栄養やその働きに気をつければ、活性酸素の増加を防ぎ、交感神経を刺激することを避けられます。食事療法で症状の悪化を防ぎ、他の治療の

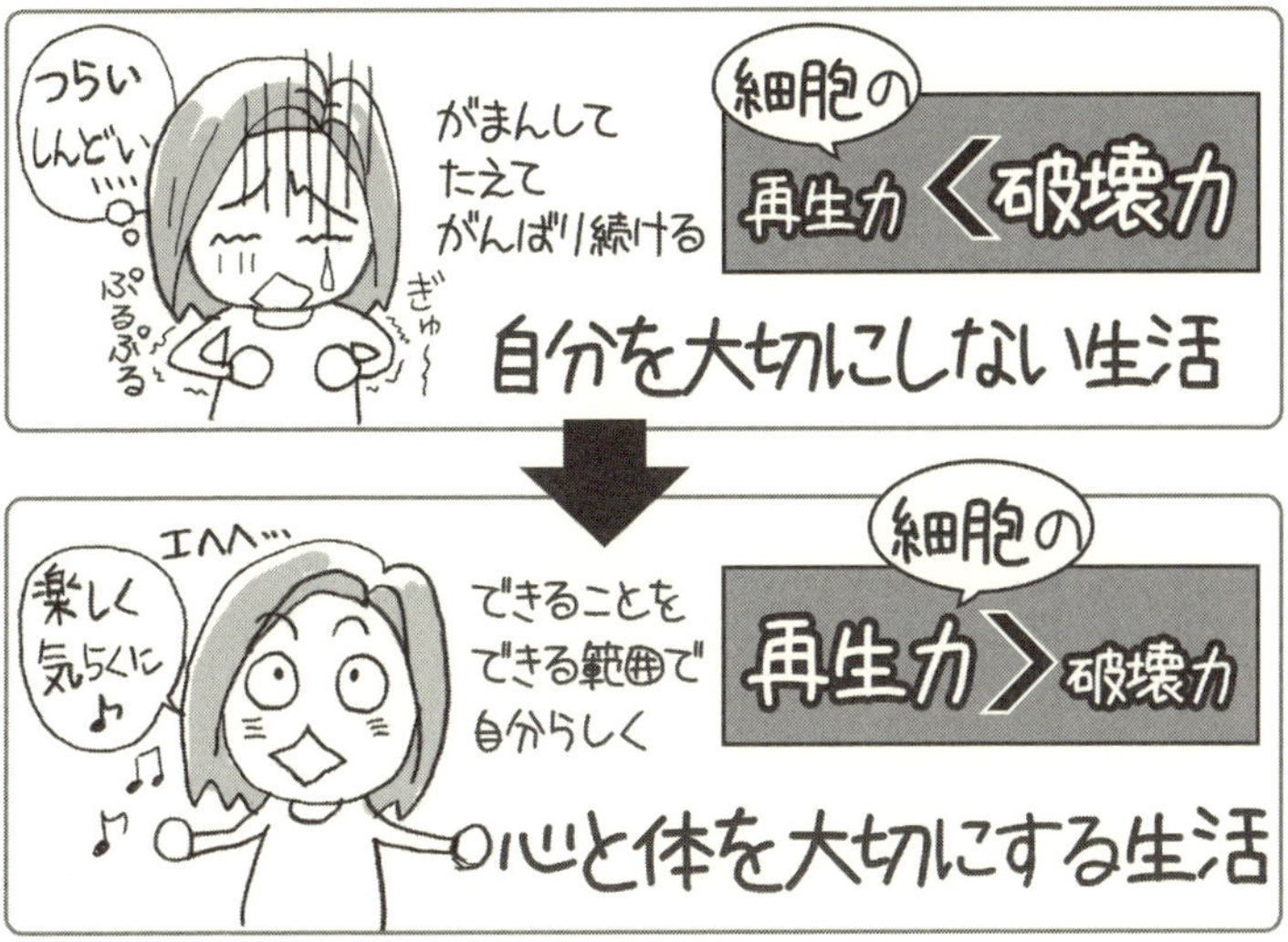

効果をアップさせることができるんです。

細胞を回復させていくために、食事療法や温熱治療など、身体へのアプローチをするだけでも、それなりの成果が出ると思います。

でも、ここではもう少し突っ込んで精神的な部分についてもお話したいと思います。実は精神的なアプローチこそが**根本治療**の根っこの部分になるからです。

いくら食事療法などの身体的なアプローチをがんばっていても、本人がリラックスできていなければ（心や身体にストレスを感じ続けていれば）、交感神経優位な状態は変わらず、細胞が傷ついていく悪循環のプロセスもそのままです。

根本治療とは、リウマチになった一番大本の原因である**「ストレスを感じやすい考え方のクセや生き方のクセ」を見直し、心と身体がリラックスできる状態を作っていく**ことなんです。

例えば治療院や治療家の先生のところに通って血流をよくするために針を打ってもらうというのもいいと思います。そうやって、治療のスピードをアップするというのは、どんどんやっていくといいでしょう。

でも、せっかく治療院にお世話になったとしても、まるでゲンコツを握ったまま生きているような、ストレスいっぱいの緊張状態のままだと、どうなると思いますか？

針を打ってもらって「あ〜楽になったぁ〜」と体調が良くなっても、ストレスを受け続けていると、またまた逆戻り。毎日の生活の中で自分で自分の血流を悪くしてしまうのですから、何度治療院に通っても、一時的な成果で終わってしまうということになってしまいます。

１　ストレスを感じやすい考え方のクセを見直し、ストレスに対する反応の仕方を変えていきましょう。

２　しっかりとリラックスできる（副交感神経がオンになる）時間を作りましょう。

３　のびのびと楽しく自分らしい生き方をしましょう。

これがリウマチの根本治療であり、本当の意味の**自然療法**なのです。

できることをできる範囲で自分らしく生きて、心と身体を大切にする。この治療は他の誰もできません。

根本治療は、リウマチを治したいと願うあなた自身にしかできないことなのです。

※リウマチがどのように発病するかについては、（財）日本東洋医学財団の中村司理事長が、別の角度から素晴らしい本、『リウマチ卒業生に学ぶ9レッスン』（三恵社出版）を書かれていますので、ぜひ参考になさってください（155ページ参照）。

3章からは実際のカウンセリングを通して、いろいろな症例や自然療法をご紹介します。

登場するA子さん・B江さん・C美さん・D山さん・E奈さんは架空の人物ですが、症例や悩みやセリフなどは、すべて実際のカウンセリングでやり取りされた内容を再構成したものです。

第3章
何を食べればいいの？
自分流の食事療法を見つけよう！

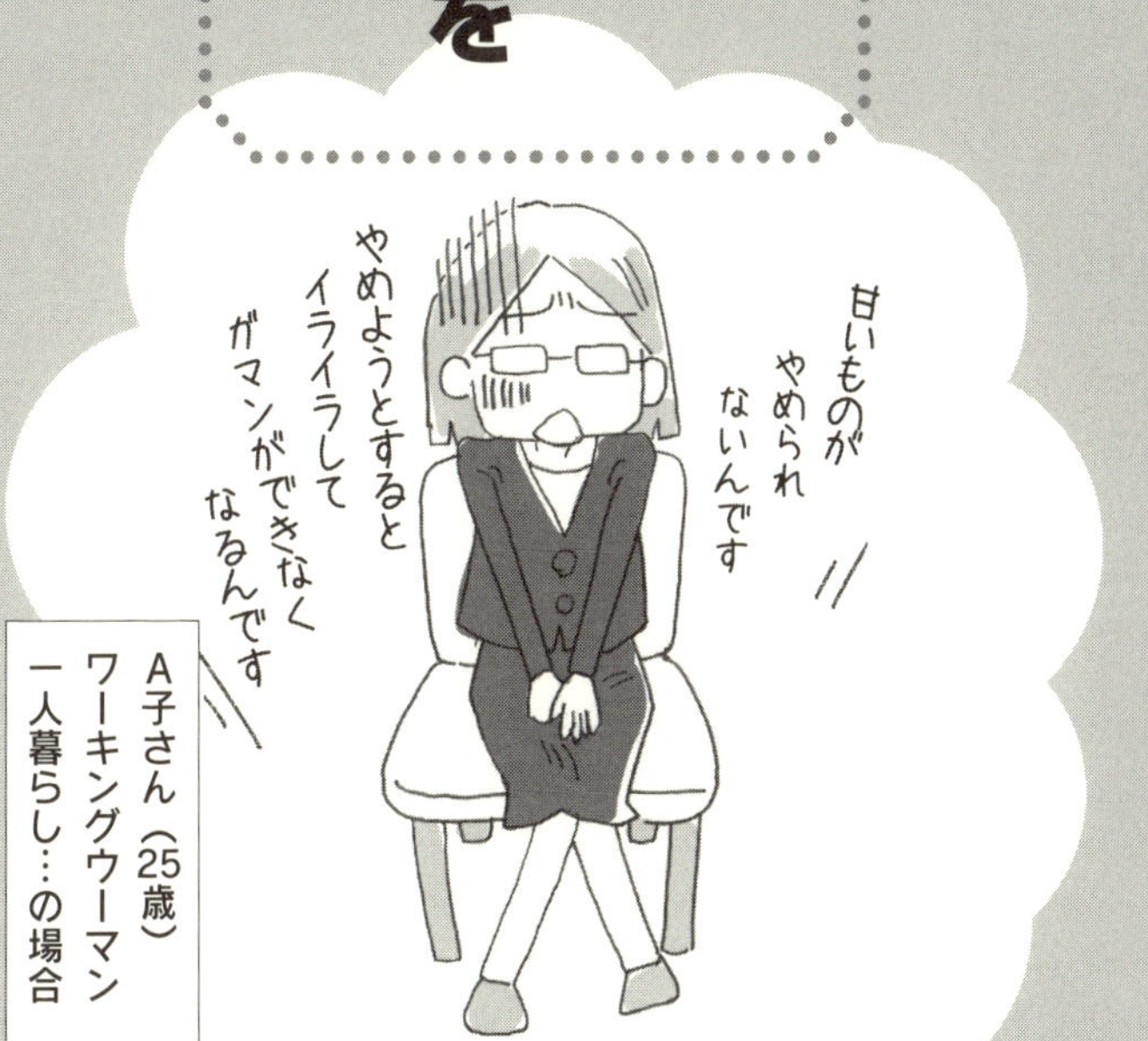
甘いものがやめられないんです
やめようとするとイライラしてガマンができなくなるんです
A子さん（25歳）ワーキングウーマン一人暮らし…の場合

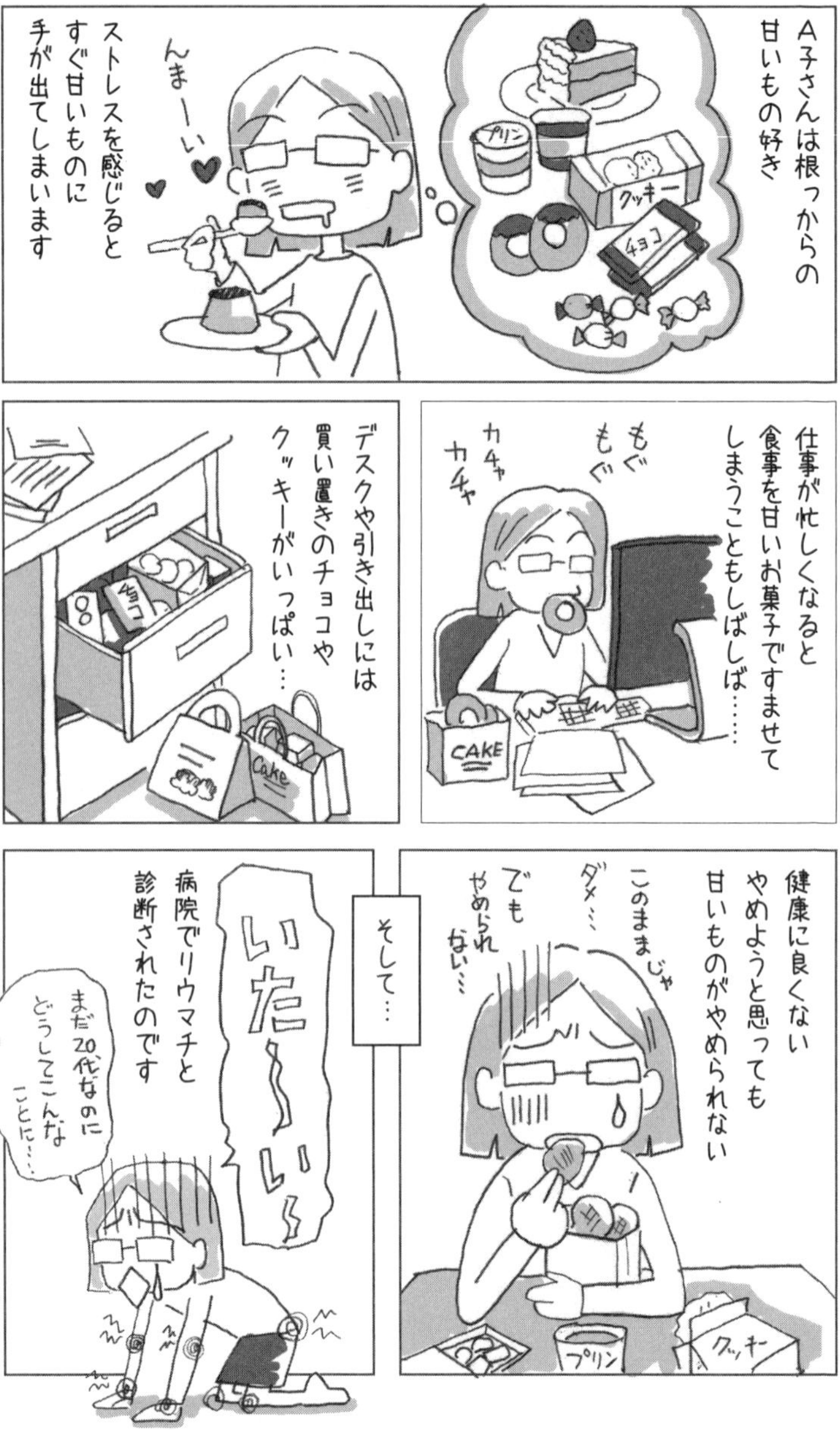
A子さんは根っからの
甘いもの好き
プリン
クッキー
チョコ
んまーーい
ストレスを感じると
すぐ甘いものに
手が出てしまいます
仕事が忙しくなると
食事を甘いお菓子ですませて
しまうこともしばしば……
もぐもぐ
カチャカチャ
CAKE
デスクや引き出しには
買い置きのチョコや
クッキーがいっぱい…
チョコ
Cake
健康に良くない
やめようと思っても
甘いものがやめられない
このままじゃ
ダメ…
でも
やめられ
ない…
プリン
クッキー
そして…
いた〜〜い
病院でリウマチと
診断されたのです
まだ20代なのに
どうしてこんな
ことに…

◇やっぱり食生活がリウマチの原因？　甘いもの中毒の私

「私、甘いものが大好きでやめられないんです。仕事でストレスを感じると、つい食べてしまって……。病気に良くないことはわかってるんですが……」

相談者は現在25歳のワーキングウーマン、A子さんです。

ストレスが主な発症原因である場合が多いリウマチですが、A子さんは自分のリウマチ発症の原因は、甘いものばかりを口にしてしまう自身の食生活にあるのではないかと感じて、私のところに相談に来てくれました。

聞けば、1日に板チョコを2～3枚も食べることがあったり、昼食の代わりに菓子パンやクッキーというのもしょっちゅう、仕事中には飴をなめ、休憩時間には差し入れのおまんじゅうをパクリといった具合です。

これは相当な**甘いもの中毒（＝砂糖依存症）**の状態に違いなく、A子さんの予想通り、砂糖の摂り過ぎとリウマチには実は深～い関係があるのです。

第2章でお話しした通り、**リウマチの原因は、交感神経が過剰に優位になった結果、自分の細胞を攻撃してしまうこと**にあるのですが、白砂糖はまさにこの自分の細胞への攻撃を活発にするという恐ろしいことを体内でやってのけます。

具体的には、白砂糖はほぼ化学合成品ですので、食べると身体は**（不自然な）異物が入ってきた緊急事態**だと判断し、交感神経側の免疫反応（異物や細菌、ウイルスなどをやっつけてくれる警察のような免疫※28ページ参照）を活発化させます。その結果、異物をやっつけようとするために、自分の細胞にもダメージを与えてしまうというわけです。

言い方はきついかもしれませんが、**白砂糖はリウマチのエサ**と言っても過言ではありません。事実、私のところにカウンセリングに来られるリウマチの方たちは、非常に高い確率で、甘いものが好きでよく食べているとおっしゃいますし、甘いものを食べた次の日に症状が悪化したという話はよく耳にします。

◇身体に良いと思われている食品にも意外な落とし穴が！

このことを説明すると、A子さんはかなりショックを受けた様子でした。

「でも、そのぶん会社にいる時以外は、他の食事には気を遣っていますよ。朝は骨のために牛乳と、胃腸のためにヨーグルト。夜は市販の野菜ジュースも飲むようにしています。あと、栄養が足りないといけないので、コンビニとかでよく売っている栄養補助食品もよく食べていますっ」

焦ったのか、やや早口で訴えるA子さん。とっても言いにくいのですが、それらの習慣は全部やめたほうがいいです……。

外食やコンビニ弁当やファストフードが身体に良くないということは、たいていの方が知っています。だから悪い食生活を挽回しようとして身体に良さそうな野菜ジュースや牛乳やヨーグルトをたくさん摂ればいいと思ってしまう方は多いですが、実はこれらも病気の方にぜひ控えていただきたい食品になります。

まず、市販の野菜ジュースは糖分が多いですから、摂り過ぎに気をつけて欲しい食品です。果糖は果物に含まれる糖であり自然なものですが、食物繊維を除去した状態で摂ることになるため、血糖値の急上昇を招き、やはり細胞の破壊につながります。

牛乳やヨーグルトは、体質に合わない方にとっては害が大きい食品となりますし、乳製品の摂取量が多いほど、骨がもろくなることが最近の研究でわかっています（詳しくは44ページ参照）。

市販のサプリメントや栄養補助食品の類も気をつけてください。化学合成でつくられた不自然な栄養素は、かえって細胞にダメージを与えます。摂るなら自然の植物（ハーブ）や海藻、ミネラル（鉱物）をつかったような製品が安心です。

ガーンとさらにショックを受けるA子さん。

「私がリウマチになった原因は、甘いものの摂り過ぎだけじゃなく、身体に良いと思って食べていたものも悪かったたんですね。もう何が良いのかわかりません。私は何をどうすればいいんでしょうか？」

いきなり全部に取り組むのは無理ですから、ちょっとずつやっていけばいいんです。特に白砂糖はリウマチにダイレクトに影響を与えますので、まずは甘いものを控えることから始めていくといいですよ。

◇甘いものがやめられないのはどうして？

ではせっかくなので、一番の問題である甘いものに依存しやすい脳と身体のシステムを説明しましょう。

身体が疲労した時に糖分を摂れば、すぐに疲労が回復できます。また脳の主なエネルギー源はブドウ糖ですから、仕事や勉強で頭をつかって脳内に疲労が起こった時は、手っ取り早くエネルギー源となる糖分

COLUMN　コラム

摂取を控えて欲しい食品 No.1 白砂糖＆甘いお菓子

◇脳が気持ちよくても、身体には害になる場合もある！

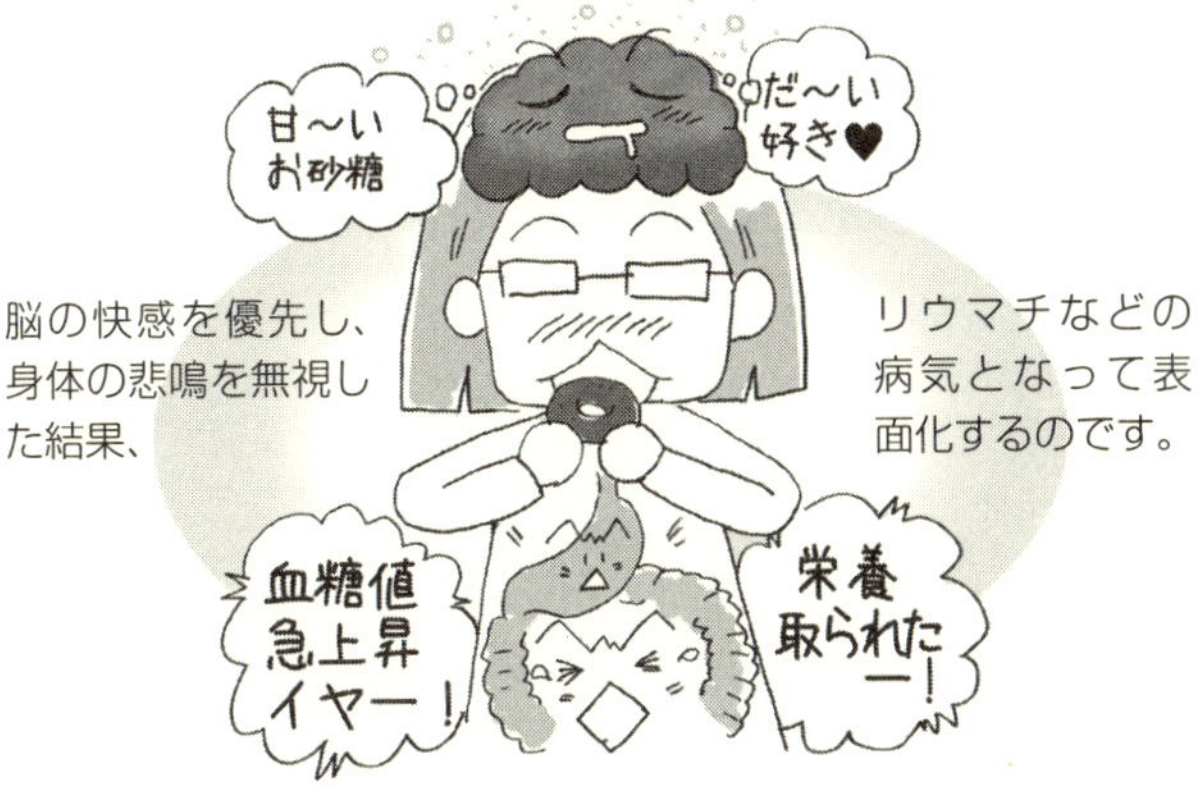
甘〜い
お砂糖
だ〜い
好き♥
脳の快感を優先し、身体の悲鳴を無視した結果、
リウマチなどの病気となって表面化するのです。
血糖値
急上昇
イヤー！
栄養
取られた
ー！

◇砂糖が身体に及ぼす悪影響

砂糖は本来白色ではなく茶色で、白色の砂糖にするために精製過程で様々な化学薬品を使用しています。調味料というよりは自然界に存在しない食品添加物といえるもので、摂取すると以下のような悪影響があります。

【害１】交感神経を刺激し、自律神経の調和を乱します。

【害２】酸性食品ですので中和するために大量のミネラル（主に骨の原料のカルシウム）を消費します。

【害３】分解するために大量のビタミンＢ1を消費します。

【害４】血糖値を急上昇させます。

※砂糖を大量に摂ると急に血糖値が上がります。急激に上がった血糖値を下げるために大量のインスリンを出しますが、その結果、今度は血糖値が下がりすぎてしまうのです。この血糖値の急上昇と急下降の繰り返しが「細胞の糖化」といって、これまた自己細胞へのダメージを引き起こします。

摂取を控えて欲しい食品 No.2 酸化した油（揚げ物・スナック菓子）

油は、長い間空気（酸素）にふれたり、熱を加えてしばらくおくと、過酸化脂質という物質を作り出します。これらを摂取すると、活性酸素を発生させ、これまた自分の細胞への攻撃を加速させます。

摂取を控えて欲しい食品 No.3 乳製品（牛乳・ヨーグルトなど）

牛乳や乳製品には乳糖（ラクトース）が含まれていますが、これを分解する酵素をつくることのできる日本人は 15%程度しかいません。多くの日本人にとって牛乳は体質に合わないので、胃腸の負担になります（遅延性フードアレルギー物質となる場合もあります。詳しくは54 ページ参照）。また牛乳を多く摂れば摂るほど、同時に摂取されたリンによって、骨からカルシウムが溶け出すこともあります。体質に問題ない場合も極力摂ることはやめた方がよい食品です。

摂取を控えて欲しい食品 No.4 小麦粉製品

市販されている小麦粉の多くは、農薬や輸入の際に使用された防腐剤によって汚染されています。また、小麦粉のもつグルテン（粘り成分）は腸粘膜にダメージを与えて免疫力を落とす原因になります。

遺伝子操作された最近の小麦粉は、白砂糖と同様に血糖値の急上昇を引き起こすこともわかっています。遅延性フードアレルギー物質となることも多く、摂取を控えたことで、リウマチの症状が軽くなるケースはよく見受けられます。

摂取を控えて欲しい食品 No.5 アルコール

アルコール（＝お酒）の多くには添加物が含まれています。また、日本酒やビールなどは血糖値も上昇させますので、細胞にとってはやはり良くありません。炎症を悪化させることも多いので、できるだけ控え目にして、飲むなら赤ワインや蒸留酒を少量にしておくのが無難です。

が欲しくなります。

ですから、こういう状態の時に糖分が欲しいと思うのは正常な身体の反応ですが…、純粋に脳のエネルギー源をまかなうだけなら、通常の食生活をしていれば十分で、甘いものを大量に食べなければいけないほど糖分を摂る必要はないのです。

「じゃあどうして私は甘いものが無性に欲しくなって大量に食べてしまうんでしょうか？」

糖分を摂ると、脳内の神経伝達物質であるドーパミンという物質が分泌されて、強い快感をもたらします。普段はドーパミンは楽しい時やうれしい時に分泌されるのですが、**白砂糖は一番簡単に大量にドーパミンを分泌させてしまう**んですね。

「それはダメなことなんですか？」

簡単に快感が得られると、脳はその状態に依存します。少しの疲れやストレスでも「早く甘いものを摂って！」と身体に命令を出すようになり、より多くの快楽を欲するようになってその回数や量もどんどん多くなっていく…。これが依存症の正体です。アルコール依存症やギャンブル依存症も脳内においては同じメカニズムなんですよ。

「………」ガーン！

依存症ですから禁断症状も出ます。イライラして動悸が激しくなったり、逆に身体がだるく無気力になったり、頭痛や発熱を伴う方もいます。また、ドーパミンは脳内麻薬と呼ばれるほど強力な物質で、適正なバランスが崩れて制御を失うと、統合失調症を引き起こす可能性があるともいわれています。

この依存性に加えて43ページのコラムにあるような身体に対する悪影響も大きいので、甘いもの、特に白砂糖はできる限り摂らないで欲しいのです。

「……砂糖って…本当に怖いものだったんですね」

はい！　ちょっと脅すような形になってしまいましたが、ここまで伝えないと減らせない方も多くいらっしゃるので、詳しく説明させていただきました。

◇甘いもの中毒から上手に脱却しよう

とはいっても、甘いものが大好きな方にとって、甘いものを我慢するのは大きなストレスです。かつての私も甘いもの中毒でしたので、離脱するにはそれなりに工夫をする必要がありました。ここでは、いくつか私が行っていたことを参考までに紹介させていただきます。

１　できるだけ自然な糖類で代用する

・まずは家の白砂糖を捨てて、テンサイ糖に替えました。テンサイ糖は、白砂糖に味が近いので、煮物などにも違和感なく使えます。そのほか黒砂糖・はちみつ・メープルシロップなどを必要に応じて使い分けるようにしました。

２　お菓子も自然の糖でできたものを

・白砂糖を断っている間、どうしても口さみしくなったら、よく黒砂糖のかたまりを飴代わりになめていました。はちみつ１００％のキャンディや、黒砂糖とふくらし粉でできた混ぜもののないお麩菓子なんかを、禁断症状が出た時のために買っていました（※あくまでも、必要最小限の利用です。自然の糖類であっても摂り過ぎはよくありません）。

・食物繊維の豊富な果物を食べたり、無添加のドライフルーツもたまに利用してしのいでいました。

３　具だくさんのお味噌汁を飲む回数を増やす

・お味噌汁を飲むと、甘いものに対する欲求が少し減ります。これは後で知ったのですが、甘いものと同じように、お味噌汁のダシにも依存のようなものが起こるので、甘いものを摂る代わりに、味噌汁を飲むことで甘いものを減らせるのだとか。

4　時々は自分にご褒美をあげる

・何事も我慢ばかりでは続きませんので、「○日間白砂糖を摂らずに過ごせたら、どこそこのスペシャルケーキを食べるぞ～！」という感じでよくご褒美を自分にあげていました。そうやってだんだん間隔を空けていくうちに、自然に離れることができました。

・ゲーム感覚で楽しみながらがんばるのがコツです。あと、食べる時は思いっきり幸福感に満たされて味わうこと！　ご褒美なんですから罪悪感を持っちゃダメなんです（笑）。

こんな風に甘いものを少なくできたら、あとは「だいたいオッケー！」で大丈夫です。あまりストイックにならずに、食事もある程度楽しみながら取り組んでいってください。

「なるほど、それぐらいならできそうです」

と、安心した様子のA子さん。

「今まで何となく悪いと思っていたものがはっきりわかったので、栄養について勉強し直して生活を改善します！」

決意を新たにしてA子さんは帰宅しました。

◇食事療法を始めたら食べるものがなくなった！

A子さんが再び私の元に来たのはそれから2ヶ月後のこと。元気になるどころか、げっそりとやせて、今にも倒れそうな状態になっていました。彼女に一体何がおこったのでしょう？

「あれから食事療法について一生懸命勉強しました。そうしたら、何も食べられなくなってしまったんですっ」

A子さんは堰を切ったように喋り続けました。

＊白砂糖の害を勉強していくうちに本当に怖くなって、お菓子をきっぱりやめたこと。
＊白砂糖はもちろん、調味料もすべて自然のものに替えたこと。
＊牛乳の害も怖かったので、牛乳はもちろん、乳製品も一切口にしていないこと。
＊ある本に生野菜がダメとあったので、生野菜を食べるのをやめたこと。
＊それで温野菜ばかり食べていたら、今度は温野菜がダメと書いている本に出会い、野菜そのものが食べられなくなったこと。
＊お肉はすべて化学的に汚染されているから絶対に食べてはダメだと言われたこと。

＊魚も養殖はダメで、時々手に入る天然物の魚を少しだけ食べるようにしていること。
＊玄米がいいと書いてあったので、毎日玄米にしたら胃腸の調子が悪くなっていること。
＊友達にサプリメントを勧められたので、食事ができない時に利用していること。

「それで身体の調子はどうですか？」と聞いてみると、「痛みもなく、リウマチの状態は落ち着いています」と答えるのですが、A子さんの頬はこけてやつれており、笑顔はひきつっています。

「食べないと痛くないんです。でも食べるとまた痛くなるから、怖くなってよけいに食べられなくなってしまって…。今は玄米と少しの魚とサプリメントで生活してます。でも、これっておかしいですよね。こんなのは絶対におかしいと思って、渡邊さんのところにきたんです」

おかしいと気がつくことができてよかったです。このまま続けていたら、とんでもないことになっていたでしょう。

食べないことで痛みが出ないのは、結果的に断食しているような状態になっているからです。身体に必要なものも食べていませんが、身体に悪いものも食べていないため、本来なら食べものの影響で出るべき反応が何も出なくなっているだけのこと。飢餓状態の細胞では熱を生み出せないから、痛みも炎症も出ません。そのかわり、傷ついている細胞を修復することもできないのです。

「どうすればいいんですか？　いろんな本を読んでいくと食べちゃいけないものばっかりで、私は何を食べたらいいんでしょうか？」

世の中には身体に良いとされる様々な食事療法が紹介されています。野菜は全て火を通すようにと指導する食事療法がある一方で、野菜は全て生で食べるべきだとする食事療法もあります。何の予備知識もなく相反する2つの指示をされたら誰だって混乱してしまうでしょう。

インターネットなどにあふれかえった食事療法をストイックに全部実行しようとしたら、食べるものがなくなってしまうのも無理のないことだと思います。これは真面目で完璧主義な人ほどはまりやすい落とし穴のようなものなのです。

食事療法というのは、提唱した方が何か病気をしたり体調が悪かったりして、それを改善するために考え出した方法がほとんどなのです。たとえば、癌の方、糖尿病の方、肺結核の方の食事のメニューがそれぞれ違うように、提唱した方の病気や元々の体質や年齢、時期によって、食べていいもの悪いもの、調理の仕方や食べ方も全て違ってきます。

だから**どの食事療法も正しい**のですが、それが必ずしも自分にぴったり合うとは限らないんですね。マネするのはいいのですが、自分の身体の声を聴きながら、自分に合う部分だけを賢く取り入れていくのが一番だと思います。

「提唱者の方の元々の病気や体質なんて全然考えていませんでした。じゃあ、リウマチに合った食事法というのはどういうものなんでしょうか?」

食べるものに関するマニュアルはありません。1000人いれば、1000通りの食事療法があるということです。食べるのを避けて欲しい食品は前回説明したとおりですので、それをベースにして**私流の食事療法**をつくり上げていくのが、結果的に自分の病気を治すための食事療法になります。

◇自分流の食事療法を見つけよう!

例えば先ほどお話を伺ったことからアドバイスさせていただくとすれば、A子さんの場合、玄米はやめたほうがいいと思います。

「玄米は身体にいいっていろんな本やサイトに書いてありました。なぜやめたほうがいいんでしょうか?」

どんなにいいと書いてあっても、今のA子さんの身体は玄米を拒否していますよね? 食べて胃腸の調子が悪くなるのなら、今はやめるべきなんです。自分の食事療法をつくっていく上で、**自分の身体（細胞）の声を聴く**こと。ここが最大のポイントになってきます。

特に胃や腸はとても早く反応が出る場所です。新陳代謝が盛んな場所なので、今日食べたものが明日には胃腸の状態に反映されます。だから、身体の声を聴くには胃腸の状態にいつも注意しておくことが一番わかりやすい方法なんです。

お肉やお魚、生野菜や温野菜も食べてみてください。食べてみて、胃が荒れている感じがあったり、胃がもたれたり消化不良になったり、便秘になったり下痢のような症状が出たらその食品はやめる。反対に美味しく食べられて体調が良ければ、あなたにとっては大丈夫な食品ということです。食べてはいけないものを探すのではなく、自分が食べれるものを探す視点を持つとうまくいきますよ。

ただ、自分に合った食事療法を考える時、**遅延性フードアレルギー**のことは避けて通れない問題なので、少し説明しますね。

通常、食品アレルギーというと、食べてすぐにじんま疹が出たり、気分が悪くなったりするイメージがあるかと思います。これは**即発性フードアレルギー**といって、身体の表面にあらわれるので自覚しやすいのですが、遅延性フードアレルギーは、身体の表面にはあらわれにくく、しかも食べてすぐではなく数日後にあらわれたりするので、自覚しにくいのが特徴です。

COLUMN　コラム

遅延性フードアレルギー

◇即発性フードアレルギーとは

卵アレルギー、大豆アレルギー、牛乳、そば、えび・かにのような甲殻類に対するアレルギーなどが有名で、食べて数分後にじんま疹などの症状、呼吸器症状（喘鳴、咳、鼻汁など）や、消化器症状（下痢、腹痛、嘔吐など）などがあらわれます。アナフィラキシーショックと呼ばれる大変重い症状も見られます。

◇遅延性フードアレルギーとは

ある食品を食べた後（半日〜数日後）に、便秘・下痢、全身疲労感、頭痛、めまい、にきび、無気力、イライラ、集中力低下、花粉症、アトピー、ぜんそくなど、何となく具合が悪くなる時は、その食品に対して遅延性のフードアレルギーがある場合があります。

これらはリウマチの炎症にも深く関わっていることも多いので、いくつか自分で調べる方法をお伝えしておきます。

1．**アレルギー検査のできる病院で検査する**（費用：3〜4万円）

2．**自分で採血して海外機関に送る方法**（費用：約2万8000円）

※アマゾンでもキットを購入できます。

http://tinyurl.com/n595whh

3．**自分の体感で調べる方法**（費用：0円）

①自分が好きで良く食べているものに見当をつけ、「1週間〜10日間食べない →久しぶりに一気にたくさん食べてみる」を実行。調子が悪くなるようなら、その食品を避けるようにする。

②食べない間に身体に次のような変化があれば、その食品が遅延性フードアレルギーの可能性あり。

（頭がスッキリする、胃腸が楽な感じがする、身体全体が軽くなる、腫れが引く、痛みが楽になる、気持ちが前向きになる、疲れにくくなる、肌つやが良くなる…など）

遅延性は即発性ほど激しい反応はありませんが、症状は消化不良・便秘・下痢・頭痛・集中力の低下・皮膚炎・鼻炎・ぜんそく・筋肉痛・関節痛・疲労感など多岐にわたります。

遅延性フードアレルギーは自覚がなくても、みんな多かれ少なかれ持っています。ただ健康な状態であれば生活にそれほど支障がないので、気がつかないまま食べ続けているだけなのです。

でも、リウマチの方の場合は、細胞の治癒力や免疫力や消化器官の能力が低下していますから、身体に不都合なものを許容する余裕がありません。ですので、治るまでの間、遅延性フードアレルギーの反応が高く出る食品を、できるだけ摂らないようにするほうが細胞の回復を助けることになります（検査の方法などは54ページのコラムをご覧ください）。

◇食事療法は無理のないやり方で進めるのが一番

A子さんの場合、あまり厳密にやり過ぎると、また食べるものがなくなるという可能性が大！なので、**「できれば身体に悪いものは避けようね」「できるだけ身体が喜ぶ質の良い食品を取り入れようね」**という程度でよいのです。

一番避けて欲しいと思う白砂糖も、完全にゼロにする必要はありません。たまにはケーキやお菓子を食べてもいいし、たまには居酒屋やおしゃれなカフェで外食してストレスを解消してもいいんです（あくまでもたまにはですが）。遅延性フードアレルギーの食品にしても体調がいい時に症状が出ないのなら、体調が悪い時だけ避けるというやり方で大丈夫！

「そんなゆるいやり方でいいのですか？」

マニュアル通りにやろうとし過ぎて身体を壊したり、ストレスをためたりするのは本末転倒です。自分を曲げて無理にマニュアルに合わせるのではなく、逆にマニュアルの方を**自分流に合わせてアレンジ**する。そして、自分の身体が最も調子のいい状態になる食べものや食べ方を**無理のない方法**で探していく。

これを続けていけば、最終的にはあなたのための最高の食事療法ができあがります。そして、それはこれからあなたが健康に生きていく上で一生の財産になるのです。

でも、同じ方でも日によって、季節によって、年齢によっても体調が違いますので、一度組み上げた食事療法であっても、毎日の身体の状態に合わせて変化させ続けていきましょう。

例えば今のA子さんの身体は、食べなかったことによって大変な栄養不足に陥っていますし、体力も低下しています。急に身体に栄養を送り込めば、細胞の活動が痛みや炎症という反動になって返ってくる場合もあるので、まずは消化の良いもの、胃腸に負担の少ないものを少しずつ食べることから始めてください。

「はい、すごくよくわかりました！　今度こそ体調に気をつけながら、無理のないやり方で進めていきます」

最後に…、リウマチで食べて良いもののマニュアルはないと言いましたが、お薦めの食べ方や食べ順というものがあります。次のページのコラムにまとめましたので参考にしてください。

「これも絶対に守らなければならないというものではないですよね」

その通り！　できる範囲、無理のない範囲で試していくといいというものです。あくまでも参考程度に活用くださいね。

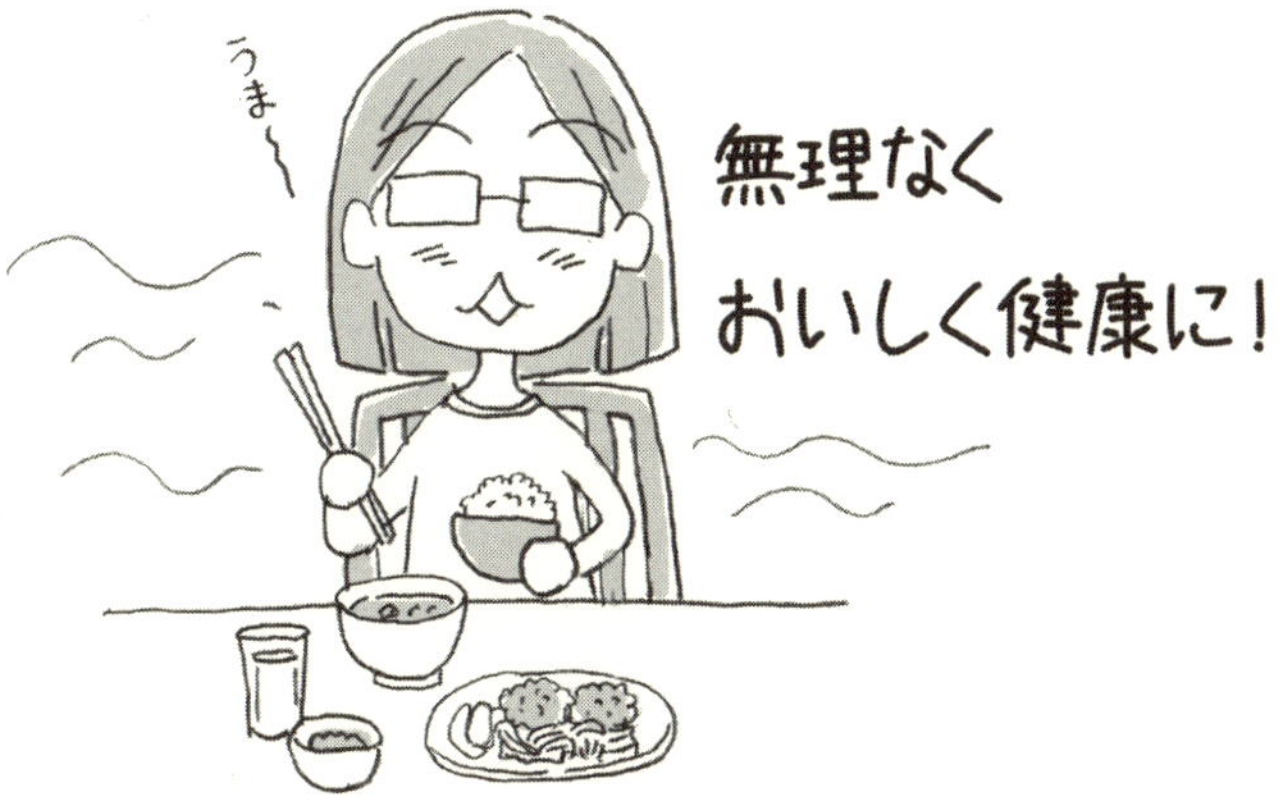

栄養の吸収率を最大限に高める食べ方＆食べ順

◇消化の方法の違いと食べ合わせ

炭水化物（ご飯、パン、麺類など）	十二指腸でアルカリ性の消化液を使って消化する（約２～３時間）
たんぱく質（お肉、魚、大豆など）	胃で酸性の消化液を使って消化する（約３～４時間）
野菜類	消化液を使わずに自分の消化酵素と腸の蠕動（ぜんどう）運動で消化する（約１～２時間）
果物類	自分の消化酵素を使って消化する（約２０～４０分）

以下の組み合わせにより、効率的に栄養が吸収できるうえに、消化にかかるエネルギーを他にまわせます。

１．「炭水化物×たんぱく質」の組み合わせを避ける。

２．「果物類」は必ず食前か食間の空腹時に食べる。その後 30 分ほどは空けるとベター。

３．「野菜類 ×炭水化物」と「野菜類 ×たんぱく質」の組み合わせはＯＫ！

◇血糖値を急上昇させない食べ順

血糖値が急上昇すると、細胞の糖化が起こって、細胞へのダメージにつながります。以下の順で食べると、血糖値の急上昇が避けられます。

１．果物類（食物繊維を多く含み、糖類の少ないものがベター）
２．生野菜（サラダなど）
３．発酵野菜（漬物、ピクルスなど）
４．加熱した野菜（温野菜、煮物、味噌汁の具など）
５．植物性のたんぱく質（とうふ、豆類など）
６．動物性のたんぱく質（魚や肉類）
７．炭水化物（ご飯やパン）

第4章
良くなっているのになぜ痛い？
好転反応と痛みへの対処法

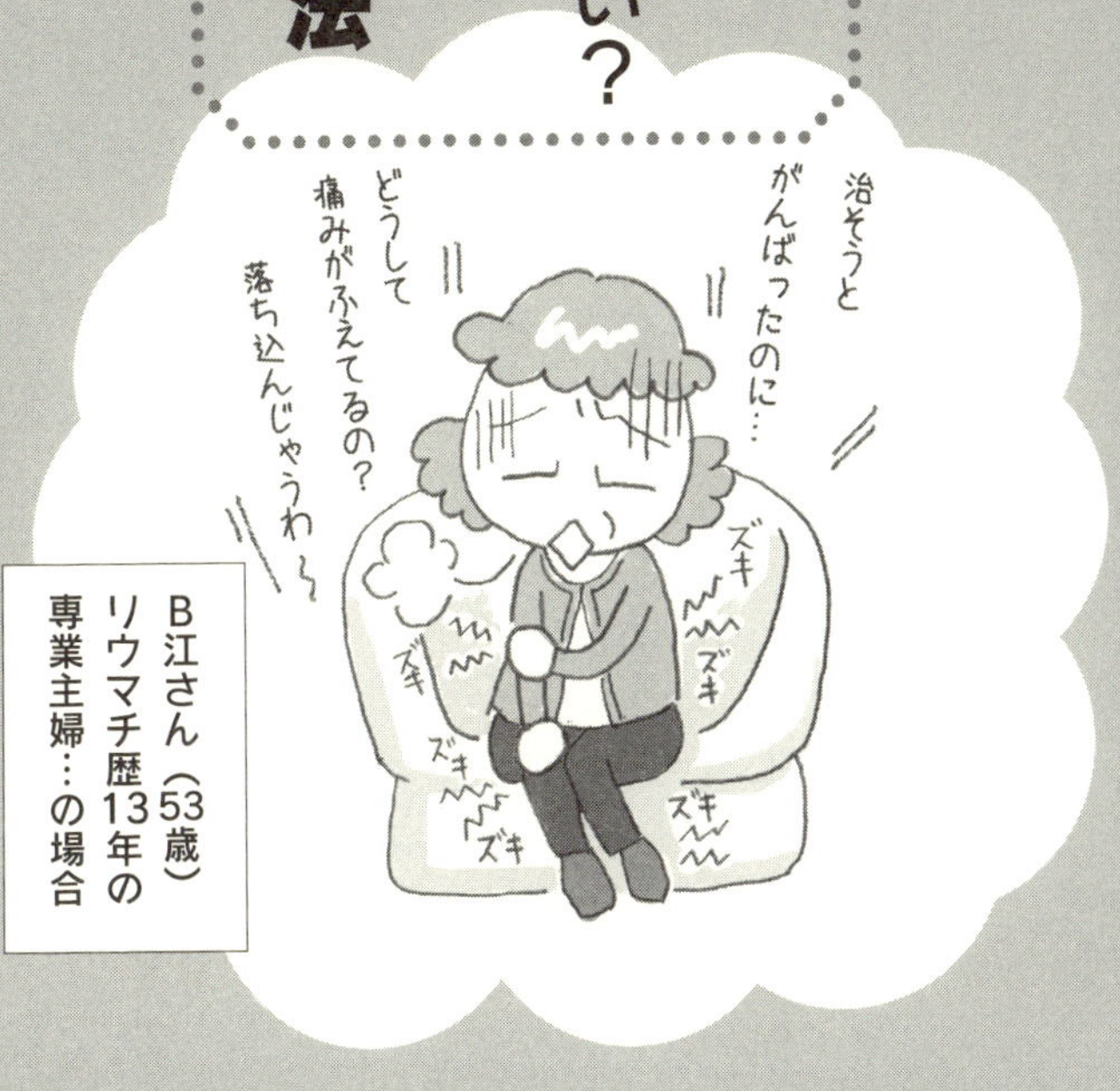
治そうとがんばったのに…
どうして痛みがふえてるの？
落ち込んじゃうわ～
ズキ
ズキ
ズキ
ズキ
ズキ
ズキ

B江さん（53歳）リウマチ歴13年の専業主婦…の場合

◇治療院に行き始めたら、前よりも痛くなった!?

「治療院に行き始めたら、今まで痛くなかったところまで痛くなったんです。痛みもとてもひどくなってしまって…。私のリウマチは前よりも悪くなっているんですか？」

相談者は現在53歳の専業主婦、B江さんです。

とても腕の良い先生と評判なうえにリウマチも改善できると知人から聞いて通い始めた治療院。確かに良い先生で、治療後にはとても身体が軽くて歩きやすくなるので、喜んで通っていたのですが、行った翌日か翌々日くらいに痛みが広がって悪化したように感じることがよくあったそうです。

最初は痛みと治療院の因果関係がわからなかったけれど、通っていくうちに**治療院に行った後に痛くなる**と気がついたということでした。さらに先日の血液検査では、ずっと落ち着いていた検査数値も少し上昇していて、余計に怖くなったそう。

「治療院に行って痛みがひどくなるなんてことあるんですか？」

実はよくあることなんです。何か新しい治療法を始めたり、健康食品など何か新しいものを身体に摂り入れたりした時に、一時的に症状が悪化したように感じることはよくあります。

B江さんの場合、リウマチになって13年。3人のお子さんを育てるのに必死で、リウマチになってからも薬で抑えながら家事や育児をがんばってこられたとのこと。今年の春になってお子さんたちが独立して家を出ていき、ようやく自分のリウマチと向き合う時間ができ、少しでも元気になりたいと治療院に通い始めたということでした。

だとしたら、13年近くも**病気が慢性化していた状態**（症状に動きがなく、同じところが同じように痛い状態）**から**、先生の治療によって**病気を治そうとしている状態**（症状に動きがあり、日によって痛みの場所や度合いが変わる）**に移行し始めた**可能性があります（63～64ページ参照）。

治療院に通ってから、痛みや腫れなどのリウマチの症状以外の部分で、なにか良くなっていることはありませんか？　例えば、身体全体が軽いとか、疲れにくくなっているとか、肌つやや便通がいいとか、気持ちが楽とか、髪の毛や爪の状態、基礎体温など、どんな些細なことでもいいので、何か変化はありませんか？

「そういえば、以前よりも疲れにくくなっている気がします。以前は割れやすかった爪が割れにくくなっていますし、吹き出物や口内炎も最近できません」

「気持ちの面では以前よりもイライラしなくなっていますし、あと、そうそう、私、夏でも手足の冷えがすごかったんですけど、最近は足先や手先がぽかぽかしてるんですよ」

この一言で確信しました。その痛みはやはり**好転反応**である可能性が高いです。

「何ですか？　その好転反応っていうのは…」

好転反応とは、もともとは東洋医学でいう瞑眩《めいげん》反応と同じ意味で、**慢性疾患などが治っていく途中で一時的に症状が悪化する状態**をいいます。

「治っていく途中？　じゃあ私、良くなっているってことですか？　でも良くなっているのに、どうして前よりも痛くなるんですか？」

良くなっているのに症状が悪化する、確かに不思議ですよね。でもこれにはちゃんと理由があるんです。

◇好転反応ってなに？　どうして起こるの？

これまでのB江さんの症状は、病院から出されたリウマチの薬と痛み止めでそれなりに安定していました。ただし、その安定というのは、悪い状態のままそれ以上悪化しなかったということで、つまり10年

COLUMN　コラム

好転（瞑眩《めいげん》）反応とは？　①

◇慢性疾患の時の身体や細胞の状態

数年来にわたる慢性疾患の場合、身体の機能が全体的に低下しています。血液の流れが悪くなり、細胞はエネルギーを与えられずに疲弊し、老廃物を出す力もなくなります。

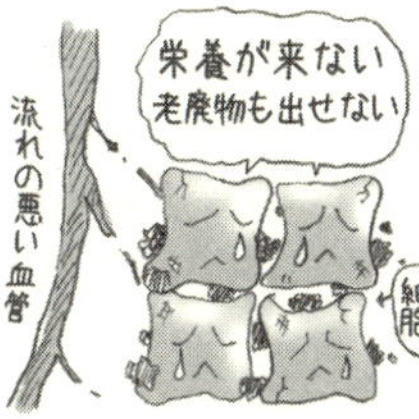

臓器ももちろん機能が低下したまま、病的な状態が続きます。

◇どうして好転反応が起こるの？　「血管」編

1. **何らかの治療を開始**したことで、免疫力が高まり、血流が改善されます。
2. **急に流れがよくなった血液。**太い血管は何とか流れますが、細い血管の部分で血液が滞るため、血流改善ホルモン（救急車のような役割をしてくれるプロスタグランジン）が発生します。
3. **プロスタグランジンは痛み信号を出します**から、血管が細く血液が滞る場所、特に関節や手足の末端などが痛みだします。血液が滞る場所、全てが痛みだします。

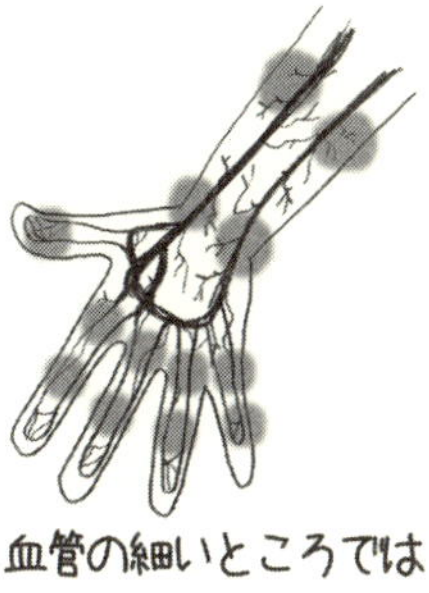

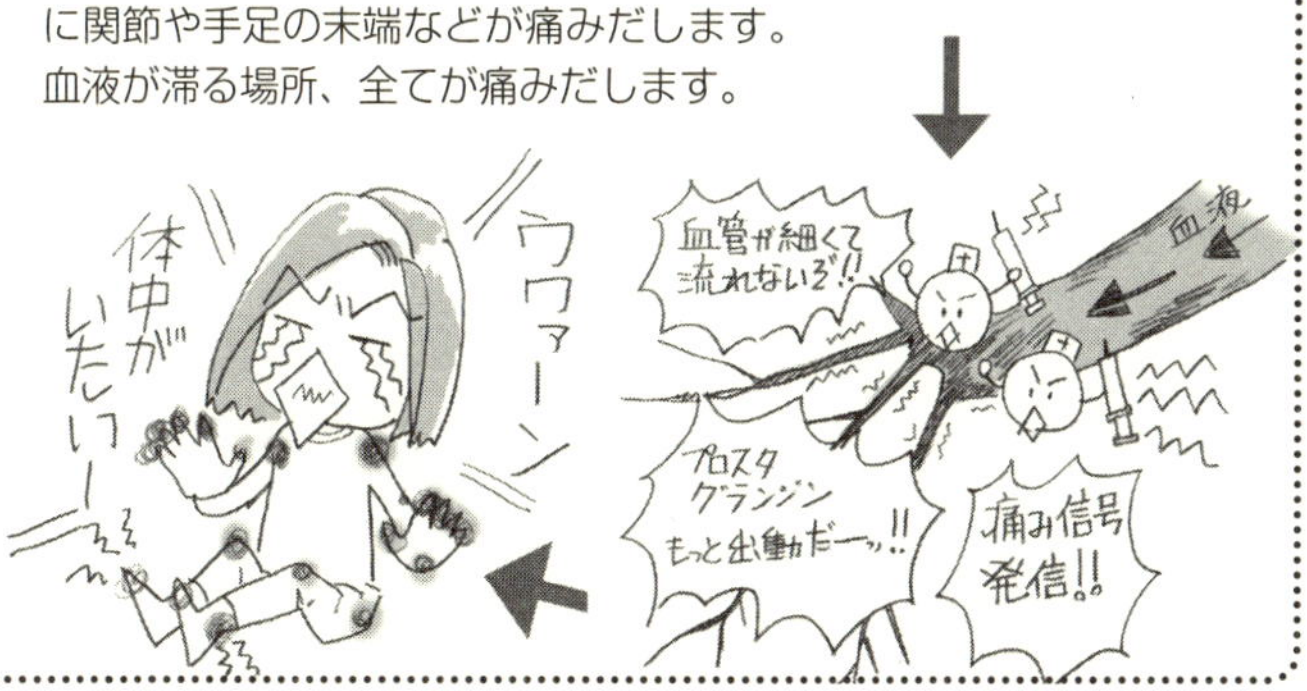

COLUMN　コラム

好転（瞑眩《めいげん》）反応とは？　②

◇どうして好転反応で痛みが起こるの？　「老廃物」編

1．なんらかの治療を開始したことで、免疫力が高まり、血流が改善されます。

2．細胞に栄養が補給され、エネルギーを得た細胞が、それまでため込んでいた老廃物を血液中に排出します。

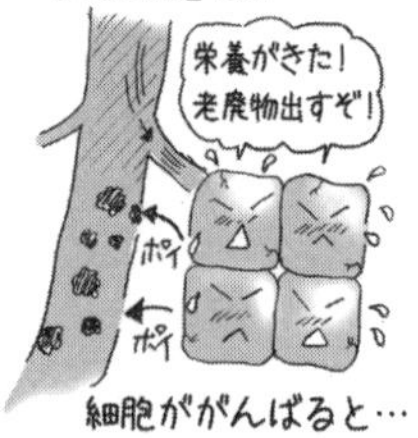
栄養がきた！
老廃物出すぞ！
ポイ
ポイ
細胞ががんばると…

3．機能が低下した状態の内臓（主に肝臓や腎臓など）では、血液中にあふれ出た老廃物を処理しきれず、汚れたままの血液がまた全身を回ることに。

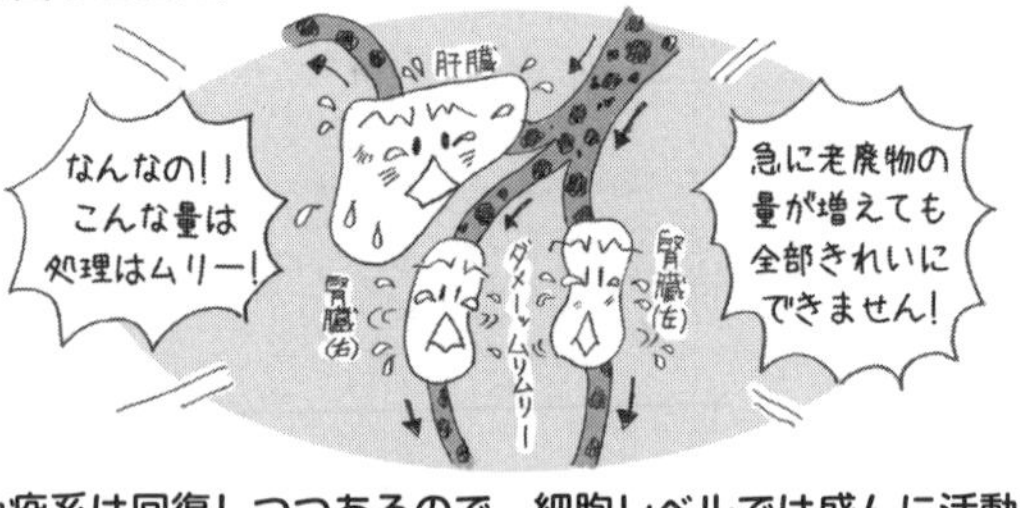

4．免疫系は回復しつつあるので、細胞レベルでは盛んに活動を開始しますが、身体レベルでは次のようないろいろな異常となってあらわれます。

①老廃物の処理にエネルギーを消費、臓器もオーバーワーク気味になるため、全身がだるくなり、眠くなります。

②血液をろ過する腎臓がフル回転するため、大量の尿が出ます。

③臓器で処理できない老廃物などを皮膚からも出そうとするため、汗が多く出たり、湿疹やアトピーなどがひどくなります。

④その他、発熱や下痢などの症状が出ることもあります。

これらの症状が出た後、慢性疾患は回復に向かいます。

以上もの間、細胞が痛めつけられ、弱って不健康な状態だったと言えます。

でも、時間ができて、ゆっくり休むようになって治療院にも通うようになると、細胞の再生力がもどってきて、身体の機能もだんだん正常に働き始めるようになります。

ただし、身体機能の回復のスピードは、細胞や血管や臓器などで全部バラバラなんですね。

たとえば、リウマチをはじめとした慢性疾患に長い間かかっていると、身体の機能が全体的に低下し、体内の細胞内にはうまく排出できなかった老廃物がため込まれている可能性が高いのです。その状態で先生に施術してもらったことで、急に血行が良くなり細胞からの老廃物の排出が進み、排出された老廃物が一気に血流に流れ込んでいったとします。でも肝臓や腎臓など体内の老廃物や毒素をキレイにする臓器も、これまで機能が低下した状態で安定していましたから、急に老廃物が増えても処理しきれなくてオーバーワーク状態になっちゃうんですね。

「処理できないとどうなっちゃうんですか？」

いろんな異常となってあらわれます。身体がだるかったり眠くなったり、尿の量が増えたり、痛みや炎症が一時的にひどくなったりします。

「そう、それ！　私、全部当てはまってます。治療院に行った翌日はたいていだるくて眠くて、本当に1日中寝てたんですよ。のどが渇いて水をたくさん飲んでトイレにも何度も行ったし、今まで痛くなかったところまですごく痛くなって、悪化したのかと思って不安で不安で…」

このように、**細胞の修復がおこなわれ、身体にたまっている老廃物や毒素が排出される過程で、様々な症状が一時的に出ることを好転反応**と言います。

B江さんの場合は悪い状態で安定していた期間が長かったので、反動が大きくなってしまったんだと思いますよ。だから、今の好転反応がある程度落ち着いたら、また治療院や他の治療法も試していかれるといいと思います。ただし、新しいことを始めるとまた反動が出る可能性はありますけどね（笑）。

「それを聞いて安心しました。落ち着いたらまた先生のところに通ってみます」

◇痛み止めは細胞の回復を妨げる？

「そうだ、またあの治療院に通うなら、好転反応で痛みが出た時のために、痛み止めのお薬を飲んでから行くようにしようかしら」

B江さんは長い間リウマチの痛みと付き合ってきたことで、痛み止めを常用することにあまり疑問を持っていないようでした。そこで、痛み止めを飲むとなぜ痛みが消えるのかを詳しく説明することにしました。

リウマチの痛みの原因は**プロスタグランジン**という血流改善の役割をするホルモンが痛みの信号を出すからなんですが（第2章30ページ参照）、**痛み止めはこのプロスタグランジンの発生を抑えてしまう**んです。

プロスタグランジンは痛みの原因であると同時に、血流を改善して細胞の回復を助ける（＝リウマチを治す）という役割を持っているんです。痛み止めはリウマチを治すために必要な物質を発生させないようにしてしまう。つまり、リウマチを治すための身体の働きそのものを邪魔してしまうんですよ。

プロスタグランジンと痛み止めの関係
（血流改善ホルモン）

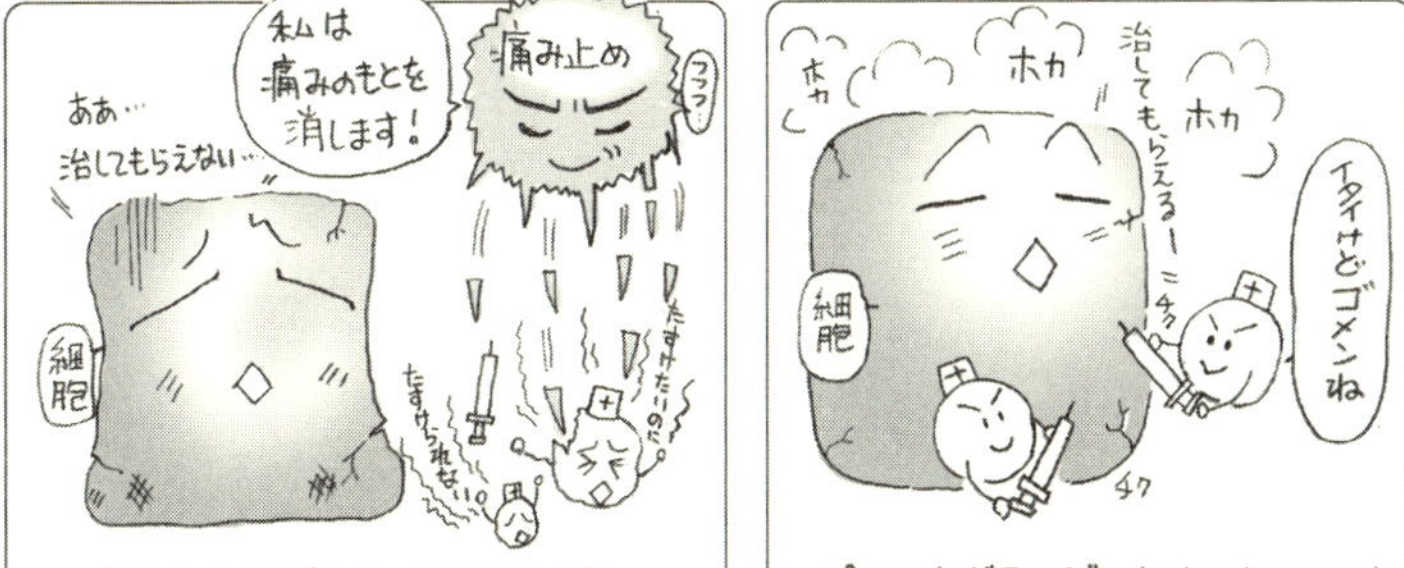
私は
痛みのもとを
消します！
痛み止め
ああ…
治してもらえない…
細胞
たすけたいのに
たすけられない…
ホカ
ホカ
ホカ
治してもらえる～
イタイけどゴメンね
細胞
チク

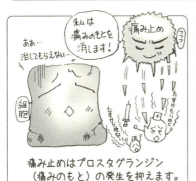

痛み止めはプロスタグランジン（痛みのもと）の発生を抑えます。その結果、血流は改善されず細胞の再生が遅くなります。

プロスタグランジン（血流改善ホルモン）血行を良くして、細胞の回復を助けますが…、痛み信号を出すので痛いです。

専門用語が出たことでわかりにくかったのか、不安そうにされていたB江さんですが、図に書いてイラストで説明するとちゃんと理解してくれました。でも理解した途端、今度は大きく手を振って完全拒否。

「無理、絶対無理です！　私、痛み止めなしに痛いのをがまんするなんて絶対できません！」

私もリウマチになっていた頃は、突然襲ってくる激痛に恐怖を感じたり、不安になっていたこともあったので、その気持ちはとてもよくわかります。痛い時に痛み止めを使うことが問題なのではなく、痛くない時まで毎日常用し続けるのはどうかと思うだけです。本当にがまんできない時は飲んでもいいと思いますよ。

中には痛み止めがリウマチの治療を邪魔していることを知ると、絶対に飲まないと決めてものすごい激痛にもひたすら耐えている方もいらっしゃいますが、そんなストレスＭＡＸのほうがよほど身体に悪い場合もあります。

必要であれば使う。他の方法で痛みに対処できるのであれば飲まないでおく。その時の症状に合わせて、判断すればいいと思います。

【注】これは痛み止めだけの話で、リウマトレックスなどのリウマチの薬は、症状に関係なく必ず処方通りの時間に決められた量を飲むようにしてください。

「もっと柔軟に考えればいいんですね。それをお聞きして安心しました」

ただし、できれば飲む回数が減るにこしたことはないので、B江さんには痛み止めを飲む前に、**〝痛み止めを使わずに、痛みを抑えたりコントロールできる方法〟**をいくつか試してみて欲しいと思います。

◇薬を使わずに痛みをコントロールできる!?

「薬を使わずに痛みを抑える方法があるんですか？」

ここでは誰にでも簡単にできる方法を4つご紹介します。

どれでもいいので、痛みが出た時に試してみてください。次のやり方を試すことで痛みが軽減して、痛み止めを飲まなくてすめばラッキーくらいの気持ちでチャレンジしてくださいね。

1　痛い時、可能であるのなら温浴して身体を温めよう

⇐

・痛みの原因は血流がうまく流れないことで、プロスタグランジンが発生して痛み信号を出すからで

す。

・温浴することで身体全体の血行が良くなれば、密集していたプロスタグランジンは流れてしまいますし、新たなプロスタグランジンも発生しません。結果的に痛みは減少します。

・この際、汗が出ますから、水分はしっかりとりましょう。

2　目を閉じてゆっくりと腹式呼吸！　まずは1分から始めましょう（111ページ参照）

⇐

・脳波が変化し、リラックスして瞑想状態になります。

・脳に情報を伝えるための「神経伝達物質」の働きが低下して、感覚から受けた刺激が脳に伝わりにくくなります。痛みの信号も脳に伝わりにくくなるため、あまり痛みを感じないという状態になります。

3　楽しいことをして痛みから気をそらそう

⇐

・痛みは電気信号として神経を通って脳に伝わり、脳がその信号を受け取って初めて痛いと感じるようにできています。ということは、脳が信号を受け取らないようにすれば痛みは感じなくなるということです。

・つまり、痛い場所にばかり意識を集中していると、痛みをより強く感じてしまいます。逆に楽しいことをして他に集中している時は、痛みにも気がつかない場合が多いのです。
・お笑い番組や漫画やゲーム、本など、とにかく自分が熱中して楽しめるものを準備しておき、痛くなったらすぐに楽しめそうなことを始めて、痛みから気をそらしましょう。

4　治療院に通う

⇐
・針や整体やマッサージなど、自分に合う治療院を見つけて通ってみましょう。
・血行も良くなることが多いですから、温浴と同じ効果（もしくはそれ以上の効果）が期待できます。

「4の治療院はまた行き始めればいいだけだし、1の温浴は、忙しかった頃は無理だけど、今ならいつでもできると思います」

私もリウマチだった頃は、1日に2回、温浴していました。痛くない時でも時間があれば温浴するといいですよ。全身を温めて血行を良くすることは、細胞を元気にするためにも効果的なことなんです。

「温浴や治療院は効果がありそうですね。でも、2と3は、こんなことで本当に痛みが消えるの？って、ちょっと信じられないんですけど…」

瞑想とかいわれると尻込みしてしまうかもしれませんが、これは日常的によくあることなんです。たとえば、集中して本を読んでいる（＝瞑想状態に近い）と、耳元で話かけられても気がつかなかったりします。声は聞こえているけれど、情報が脳に届いていないんですね。

他にも怪我をしている状態で、怪我に気がついていない間は痛みを感じていなくて、怪我の存在に気がついた途端、すごく痛くなったという経験はありませんか？

「ああ、そういえば、前はよく爪が割れたんです。足の爪が割れて靴下にも血がついているのに、全然痛くなくて、血を見た瞬間から急に『いた〜い！』ってなったこと、何度かあります」

痛みの感じ方というのは、意識をするかしないかでそんなふうに簡単に変わるものなんです。2と3の方法は、つまりは積極的に**痛みを意識しない状態にしましょう**ということです。

まだちょっと半信半疑な様子のB江さんでしたが、とにかくまずはやってみること！ やってみて、うまくいったらラッキーじゃないですか。呼吸法はどんな場所でもすぐにできるから、一番楽ちんですし、3はB江さんの好きなことや楽しいことを実行するだけですよ。B江さんの好きなことは何ですか？

するとB江さんは少し考え込んでからつぶやきました。

「そういえば私…、リウマチになってからずっと、忙しいか痛いかで、好きなことや楽しいことなんてしてませんでした…。若い頃は映画を観るのが大好きだったんです。でも息子たちが生まれてからどんどん忙しくなって映画1本をゆっくり観る時間なんて全然なくなっちゃったんです」

今なら時間があるんですから、映画をどんどん観ちゃいましょう。そうやって好きなことや楽しいことをすればいいと思いますよ。痛みの対処法という以前に、楽しいこと好きなことをするワクワク感や前向きな心を持つことは、第2章で書きました**身体や心をリラックスさせる神経**である**副交感神経**を働きやすくするので、リウマチの治療にはとっても大切なんです。

「…でも…、主人が働いている間に私だけ楽しいことをして遊んでいるのは、何だか申し訳ない気がするわ」

「これは遊びではなく、リウマチの治療です」そう言って堂々と観てればいいんですよ。実際その通りなんですから。普段はレンタルビデオでもいいし、お休みの日なんかはご主人と一緒に映画館に行かれてはいかがですか。

「!!　そう！　そうよね！　なんだかいまさらデートみたいで恥ずかしいけど。あと、テレビの映画を録画しておいて、痛くなったら観るというのもよさそうね。そういえば観たかった映画がたくさんあるんです。考えるだけでなんだか楽しくなってきました！」

さっきまで痛みで不安そうだったB江さんが、一転してワクワク顔。来た時とは別人のようにスタスタ歩いて帰っていかれました。歩き方が変わっているけど、本人は気づいてなさそうです（笑）。

好きなことを考えるだけでも症状って変わるんですよね。

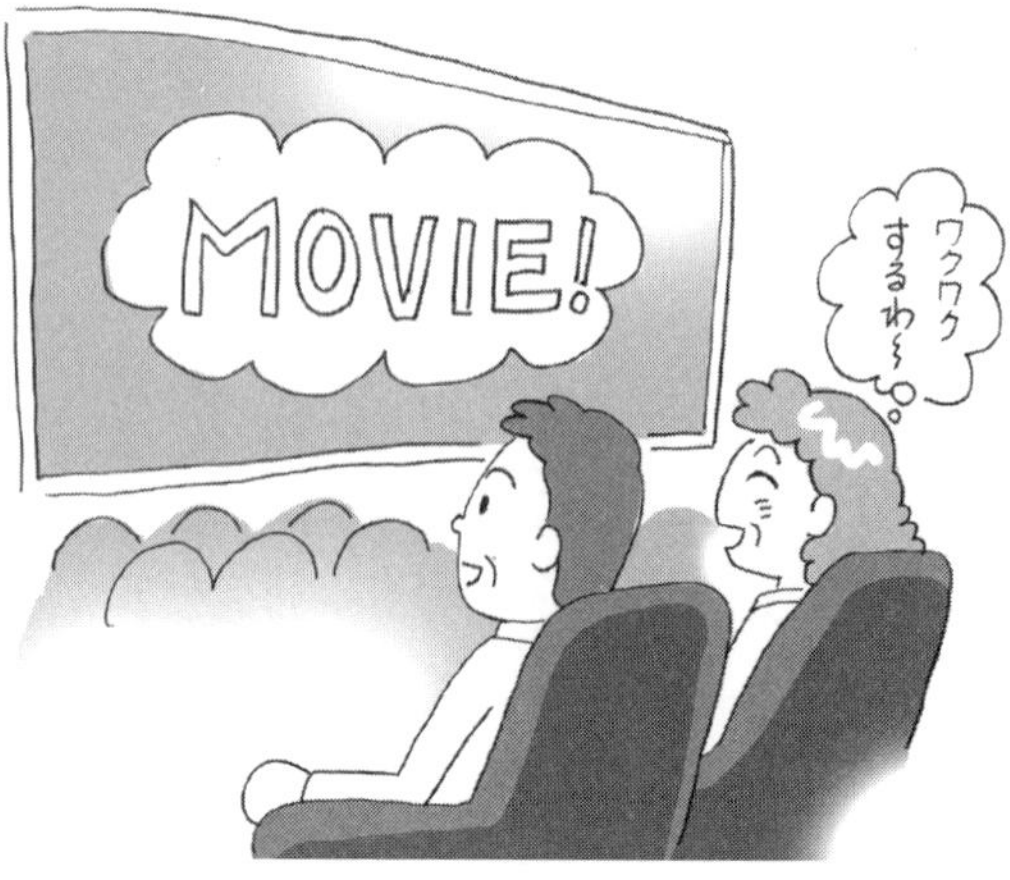

第5章

自己判断で断薬はダメ！
根本治療が先なんです！

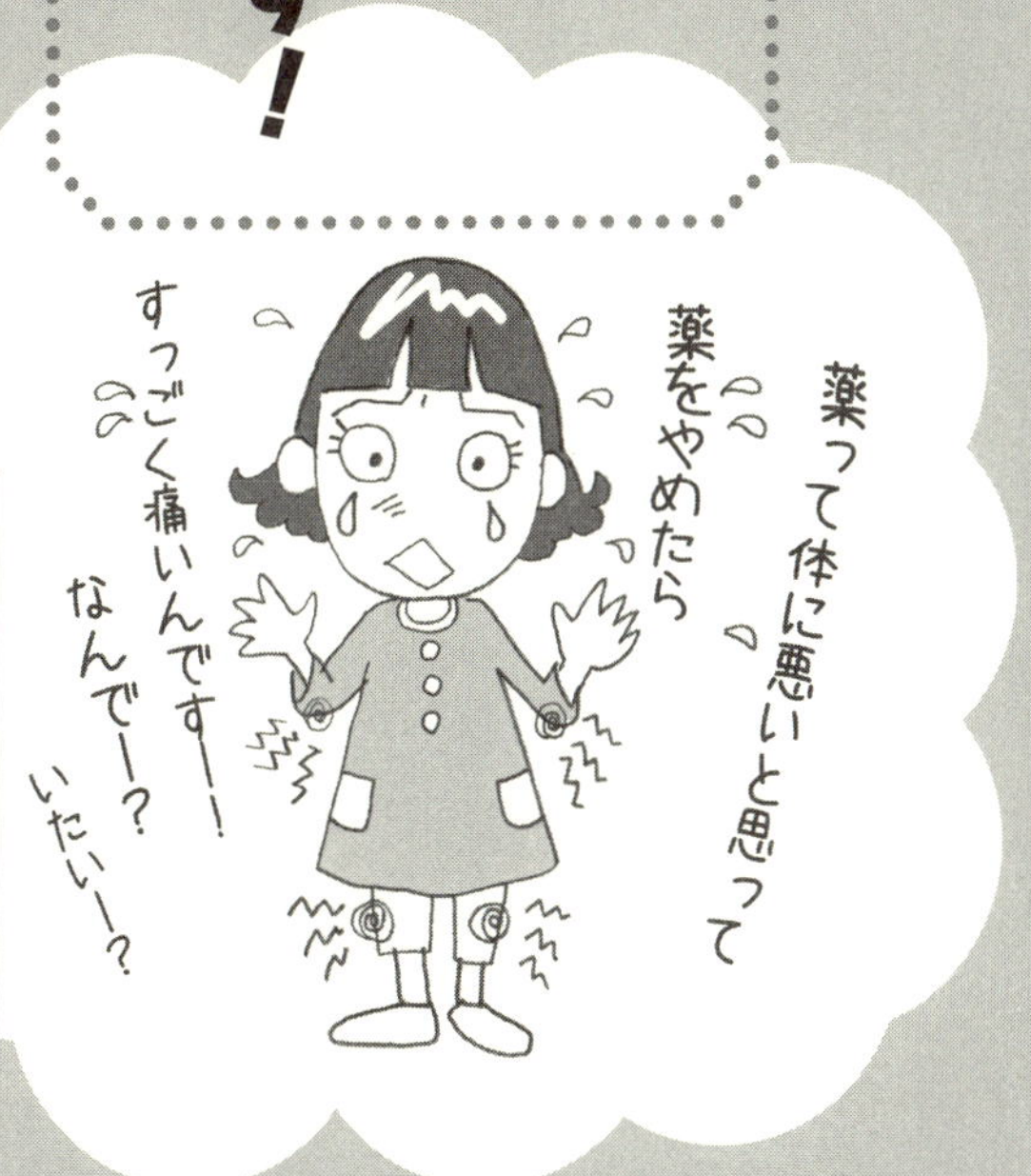

薬って体に悪いと思って
薬をやめたら
すっごく痛いんです――！
なんでー？
いたいー？

C美さん（31歳）
専業主婦
3歳の子のママ…の場合

◇薬を飲むのをやめたら痛くなった〜!!

「リウマチの薬を飲むのをやめたら、すっごく痛くなっちゃったんです！」

半泣きになりながら相談に訪れたのはC美さん。31歳。3歳のお子さんのママです。

出産後にリウマチになり、この3年間、病院から出されたお薬をちゃんと飲んでいたけど、なかなか良くならない。どうしてだろうと思っていたところ、薬は身体に悪い、薬を飲んでいると病気は治らないと書いてある本を読んで、怖くなってやめてしまったとのことでした。

たしかに西洋医学の薬の多くは症状を抑えることがメインなので、薬を飲んで症状を抑えることで、逆に治癒を遅らせたり、慢性化してしまう場合があることは事実です。でも、だからといって、いきなり薬を全部やめたら痛みが増すのは当然です。ところで、C美さんはお医者さんにも黙って勝手に断薬してしまったんですか？

「はい、私のリウマチが治らないのは薬を飲んでいることが原因だと思ったから全部やめたんです。だって、薬を飲んでいたらリウマチは治らないんですよね？　渡邊さんも薬をやめたから治ったんでしょう？　私だって早く治りたいんですっ」

リウマチの薬の多くは免疫抑制薬で、免疫の機能を抑えることで病気の進行を遅らせます。一方、自然療法系の治療は自分の免疫を高めることで自己治癒力を上げていきます。つまり、治療に対するアプローチが全く逆ですから、本格的に自然療法を進めようとする方は**断薬**という方法を選ぶ傾向にありますし、実際に私も自分のリウマチを治す過程で断薬をしました。

ただ、そういう体験談の結論だけを見て、**「リウマチが治った人はみんな断薬をしている。だから自分も断薬すれば治る」という短絡的な思い込みをする方がいますが、これはとっても危険な考え方**なんです。

Ｃ美さん、冷静に考えてみてください。リウマチはもともと本人に何らかの原因があって発症します。その根本の原因が解決していないままだと、たとえ表面上は薬で抑えていても、常に症状が出る状態をつくり続けているということなんです。その状態で、薬だけやめても、症状がぶり返すだけで治ることにはならないんですよ。

「すみません。よくわかりません……」

薬とリウマチの痛みの関係って？

◇リウマチ薬や痛み止めは病気を治すわけではない

リウマチ薬や痛み止めを用いることで、痛みや腫れの症状は楽になりますが、根本の原因が解決していなければ、水面下では病気の状態は続いています。

鍋のフタ（リウマチ薬）は、グツグツしているのが見えないように（症状がわからないように）調節しているのです。

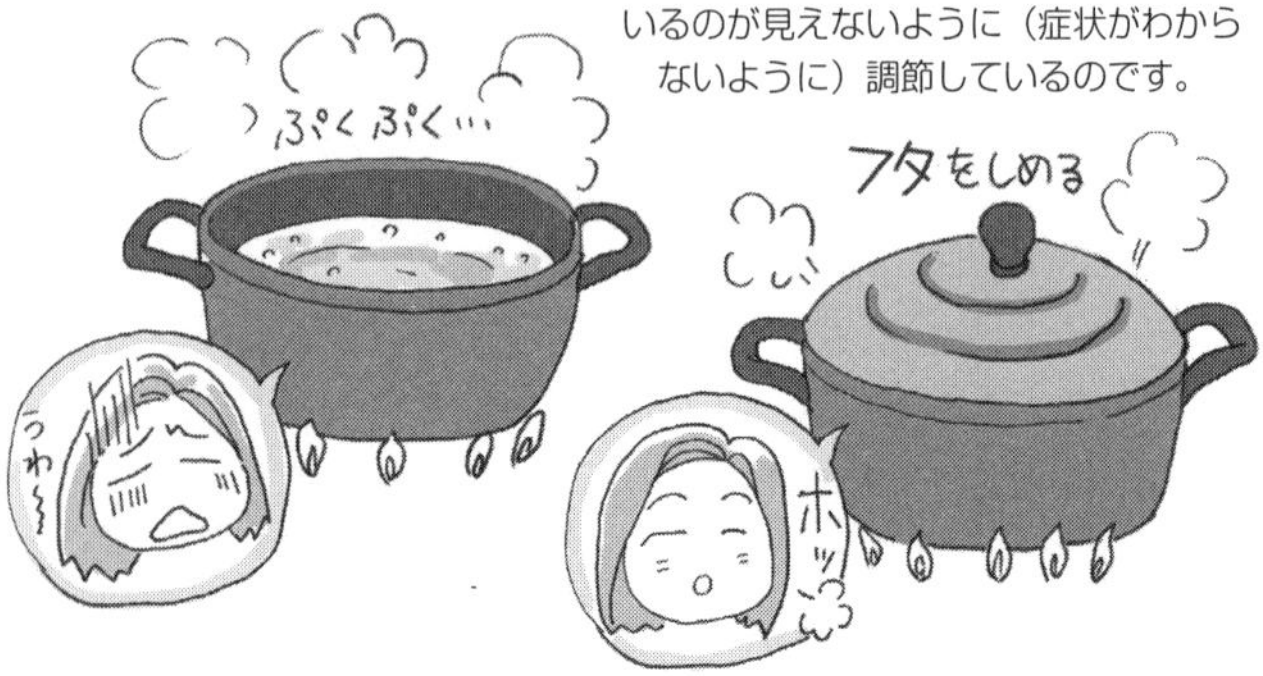

◇断薬＆リバウンドについて

この状態で薬をやめる（鍋のフタを開ける）と、薬によって抑えられていた症状が表面化してきます。これをリバウンドといいます。隠れていた症状がただ出てきただけなので、リウマチが悪化したわけではありません。

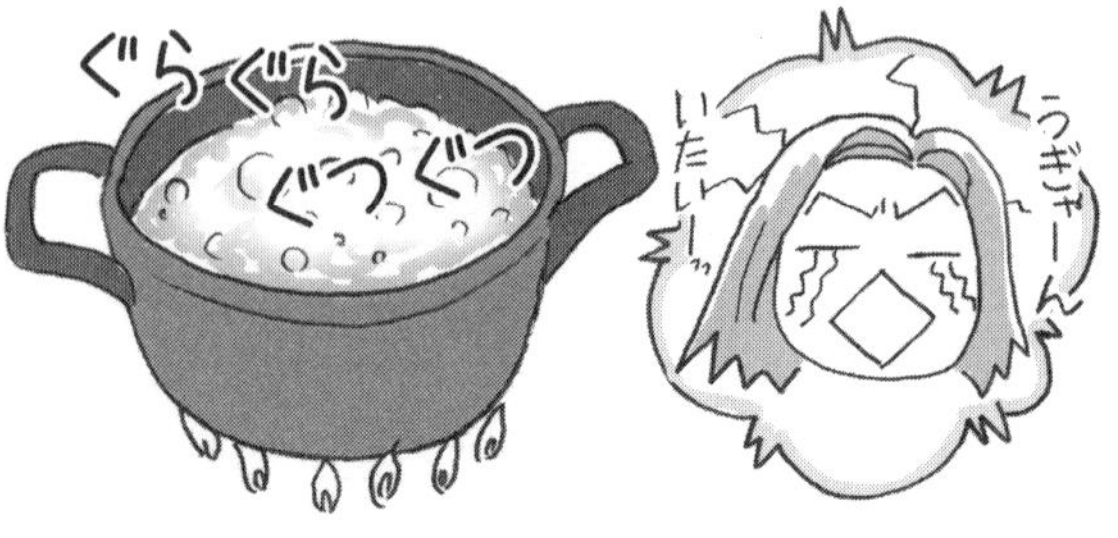

たとえば、お鍋が火にかけられていて、中でお湯が沸騰しているところを想像してみてください。火が病気の原因で、沸騰してグツグツの状態が痛みや腫れの症状だと仮定します（78ページのコラム参照）。そして、リウマチのお薬はお鍋のフタのようなものです。フタをしてしまえば中は見えませんから、痛みや腫れもあまり見なくてすむわけです。

でもフタ（リウマチ薬）の下では、お湯はやっぱり熱いまま、沸騰してグツグツいっている状況は変わりません。つまり、リウマチのお薬のおかげで、表面的には痛みや腫れが楽になっていたとしても、身体の内部では相変わらず痛みや腫れを出そうとする状況が続いているということです。

今までのC美さんは、鍋にフタ（リウマチ薬）をして、グツグツしているのが見えないように（症状がわからないように）調節していたんです。この状態でフタを開けたらどうなります？

「……また…グツグツが見えちゃいます」

C美さんが痛くて痛くてすごくつらくなったというのは、こんな風に、鍋ブタの下に隠されていた症状が、もう一度表面に出てきてしまった状態だったんですね。

「じゃあ、沸騰しないようにするためにはどうすればいいですか？」

……火を消します。火を消すというのはつまり、リウマチになった根本的な原因を見つけて解決していくということなんです。**減薬や断薬というのは、根本治療が進んでいって初めて成功する**ものなんですよ。

【注】減薬や断薬は必ず医師の指導のもとに進めましょう。特にステロイドなど、薬の種類によってはリバウンドで急性の反応が出ることもあり危険な場合があります。

◇リウマチの根本治療ってなんだろう？

「リウマチの根本治療っていうのはなんなのでしょうか？」

それは人によって違いますから、まずは〝C美さんのリウマチ〟の根本原因はなんだったのかを考えていきましょう。いろんな方のお話を聞くと、リウマチは複合的に様々な要因が組み合わさって発病していることが多いので、C美さんの場合も**原因はひとつではない**と思います。

やはり、精神的なストレスが大きな原因だったとおっしゃる方は多いですが、食生活があまりにもひどくてリウマチになった方もいますし、一年中身体を冷やす仕事を続けていてリウマチになった方もいます。他にも過労や睡眠不足も原因になったりします（第2章を参照）。

リウマチになったきっかけは、なったご本人が一番知ってらっしゃることも多いのですが、C美さんはご自分がリウマチになったきっかけになにか思い当たることはありませんか？

「はい、出産の前後は事情があって里帰りもできず、1人で子供の世話や家事もこなしていて、毎日睡眠不足でフラフラでした。子供が夜泣きしてるのに主人は隣で熟睡してるし、正直かなりイライラしていました」

ホルモンや体調の急激な変化が原因で、妊娠出産をきっかけにしてリウマチを発症する女性は多く、C美さんの場合は、そこに睡眠不足やストレスも拍車をかけたようです。

がんばり屋さんのC美さんは、自分の体調が悪くなってからも、家事や育児に一切手抜きはしませんでした。離乳食やおやつはすべて手作り、食材はすべて自然のものを取り寄せ、朝が早いご主人よりさらに早く起きて弁当を作る毎日。家事も完璧にこなそうとするため、夜も遅くなり睡眠不足はずっと続いていました。症状がつらい時は痛み止めで抑えて、家族のために一生懸命尽くしていました。

ところが、病気でないご主人のほうは、ほとんど家事や育児を手伝うことはなく、休みの日には、さっさと自分の趣味のために出かけて行ってしまうとのこと。痛みを訴えると「病院に行って薬をもらってこい」の一言であしらわれてしまうそうです。これでは、ストレスがたまって当然ですね。どんなに食事に気を遣ったとしても、こんなにいろんなことをガマンしてため込んで、ストレスMAXの生活を続けていたら、治るものも治らなくなってしまいます。

C美さんの場合は、まず、身体をしっかり休めてよく眠ること、他人や家族よりもまず自分を優先する生き方をすること、ストレスにうまく対応することが根本治療のカギになってくると思います。わかりやすいようにひとつずつ説明していきますね。

◇よく寝る人ほど早く治る！

まず、C美さんの場合、休息と睡眠をもっと意識されるといいと思いますよ。リウマチは思っている以上に、身体や心を休めることが大切な病気なんです。

たとえば、ご家族が風邪をひいて熱があったりしたら、「早く寝たほうがいい」「横になっていなさい」とアドバイスすると思います。これは、怪我をした時も、お腹が痛い時も、リウマチの時も一緒のはずです。

化粧品のCMや美容雑誌などで、お肌のゴールデンタイムというのを聞いたことがある方は多いかと思います。夜の10時から夜中の2時頃までのわずか4時間のことですが、この時間帯に熟睡していることで、成長ホルモンといって細胞の傷の修復をしてくれるホルモンが大量に分泌されることがわかっています。

第2章で詳しく述べた通り、リウマチは様々な原因で、自分の細胞にダメージを受けたことによって発病しますから、自分の細胞の修復が進めばちゃんと治る病気なんですよ。ということは、**寝ている間に分泌される成長ホルモンはリウマチの特効薬**とも言えるんです。しかもタダ！　副作用もなし！　の天然のお薬です。しかも、精神面にも良い作用があるので、イライラすることも減ってきますよ。せっかく身体が出してくれるんだから、ちゃんと受け取らなきゃソンですよ。

「私、もっと早く寝るようにしますね！　……あ、でも家事が……」

がんばり屋さんのC美さんに、ひとつアドバイスをしましょう。

がんばって休んでください。そのためにも、がんばって手抜きしましょう！

そして、**がんばって、がんばるのをやめてください**（笑）。

「ええっ⁉」

私も以前はがんばりすぎるほうだったので、リウマチになってから、がんばって休むようにしましたよ。

自慢じゃないですけど、痛みが強い時は休むためにも、家事は極力手抜き。痛くて包丁も持てないくらいだったので、食事はほとんどスーパーのお惣菜を買ってきてもらって、野菜だけはなんとか手でちぎってサラダにして食べていました。足りない部分は栄養補助食品に頼ったりして、うまくやりくりしていたんですよ。あと、できないことはどんどん人にお願いする！

そうやって、寝る時間や休憩する時間を、がんばって確保してくださいね。そして細胞の修復をしっかり助けてあげましょう。

◇リウマチが治ったらあなたは幸せになれる？

ところで、少し突っ込んだことを聞きますよ。C美さんはどうしてリウマチを治したいのですか？　治ったら何をしたいですか？

「痛くて苦しい病気だから、治したいに決まってます。えっと…、リウマチが治ったら、今までできなかった家事をします。家中掃除して、洗濯してアイロンもかけて、子どもにももっとかまってあげて……、これ以上主人に文句を言われないようにします」

……、それって幸せですか？

「幸せ…」

ずっと治って欲しいと思っていたリウマチが治ったら、ご主人に文句を言われないように今まで以上に家事をがんばるんですよね。そうなったらC美さんは幸せなんでしょうか？

「!!　……リウマチが治っても、私、幸せじゃない…かも…。今と同じように、何で私ばっかりって文句を言って、ずっとイライラしちゃうんじゃないかな…」

実は、「病気が治ったら幸せになれる」、「痛みさえなくなれば、自分の好きなことが自由にできる」と、こんな風に漠然と考えて、リウマチを治したいと思っている方はたくさんいます。

でも、治ったら、本当にそうなるでしょうか。そもそもリウマチが発病する前の痛みがなかった頃のことを思い出してみてください。楽しくなかったり、幸せを感じられなかったり、自分の好きなことができなかった時期があったのではないですか？

だから、リウマチを治そうと思ったら、今リウマチであろうとなかろうと、痛みがあろうとなかろうと、薬を飲んでいようと飲んでなかろうと、**まずは自分を楽しませることです。自分を幸せにすることとで**

す。好きなことややりたいことを自分にさせてあげることです。

リウマチになられる方は、たいていこれらのことが大の苦手です。人からのお願いを断れず無理してでもがんばってみたり、みんながイヤがることをわざわざ率先して引き受けたり、自分の好きなことをしようとすると罪悪感を感じたり、極端な場合、自分は幸せになる価値がない、幸せになってはいけない、といった心のブロックを抱えていたりもします。

多くは幼少期のトラウマや両親との関わり方が原因です。たとえば親から「なんでも自分一人でやりなさい」と育てられたら、大人になっても人に頼るのは悪いことだと思ってしまいます。

誰からもあまり褒められずに育ったら、いつもがんばることで自分を認めてもらおうとしてしまいます。誰かから否定されたり虐待されたりして育ったら、「自分は幸せになる価値のない人間だ」と思ってしまっても当然です。

何をやっていると幸せですか？　どこにいると気分がいいですか？　誰と一緒だと楽しいですか？　好きなことはなんですか？　心からやりたいことはなんですか？　ぜひ自分の心と向き合って、こんな問いかけをしてみてください。答えが見つかったら、今の身体の状態でもできることから始めていけばいいんですよ。

「私、ずっと久しぶりに学生時代の友達に会いに行きたいと思ってたんです。彼女と会うと元気が出るか

COLUMN　コラム

リウマチを発症しやすいタイプ

◇ストレスを感じやすい性格や考え方

　私のところに相談にいらしたリウマチの方の多くに共通しているのは、とにかく「ストレスを感じやすい考え方のクセ」を持っているということ。以下に具体的な特徴を挙げていきますね。

1．**自分を大事にしていない。**自分のことよりも他人のこと優先。人に頼まれたことは断れないけど、自分がいっぱいいっぱいでも誰かに助けて欲しいとは言えない。つまりは、自分の心と身体よりも人の心と身体のために生きているような状態。

2．**自己否定感が強い。**何かトラブルがあったら、すぐに自分のせいと思ってしまう。客観的に見たら完全に相手の方が悪いでしょ…というようなことでも、自分にも何か問題があったんじゃないかと思ってしまう。リウマチになったことさえ自分が悪かったと自分を戒めてしまう。

3．**とにかくがまん強い。**痛いところがあっても迷惑をかけるんじゃないかと思うと、周りに痛いと言えない。イヤな思いをした時でも怒れない。泣きたい時に泣けない。感情を抑え込んでしまう。

4．**完璧主義。**何かをやるとなったら完璧にやらないと気が済まないから、できないことや中途半端であることによりストレスを感じやすい状態になっている。治療においても同じ、完璧を求めて治療をがんばってしまい、よりストレスを抱え込むことになる。

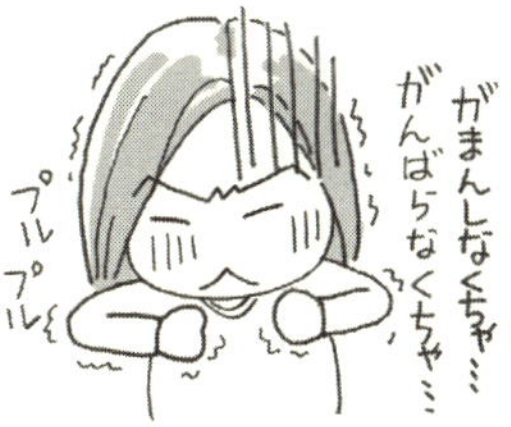
がまんしなくちゃ…
がんばらなくちゃ…
プルプル

ら。でも、病気になってしまったし、家族にも悪いからとあきらめてたんですが、会いに行ってもいいんでしょうか？」

もちろん！　今までがんばった分のご褒美だと思って堂々と行って来てください。他にもやりたいことや楽しめそうなことはどんどんやっていってくださいね。それが、なによりの**治療**になるわけですから。まずは、自分を幸せにしていきましょう。

◇自分を変えなくても病気は治せる！

最後に、ストレスに対する対処方法ですが、C美さんの場合はどうやらご主人がネックだったみたいですね。まったく協力してくれないというのは、確かにおつらいと思います……。

「家事だって子育てだって何も手伝ってくれないのに、あれもダメこれもダメって…。私は主人の文句が聞きたくなくて、ずっとがんばって無理し続けてきたのに、がんばってもがんばっても文句を言うのをやめてくれないんですよ。主人が文句を言うのをやめてくれたら、私のストレスの大部分がなくなるのに！」

う〜ん、人を変えることは難しいので、ここはC美さん自身が「ご主人の目や文句が気にならなくなる」のが一番の近道でしょうね。ご主人がどんな方なのかとC美さんが幸せかどうかには、本当はなんの関係もないんですよ。C美さんが自分で自分を幸せにできてたら、他人がどうあろうと本来は気にならないものですから。

「じゃあ、私が自分を変えるしかないんですね……」

病気になった方の多くが、「自分を変えなければ治らない！」と思って、どんどん自分を戒める方向に向かっちゃうんですが、それは**自己否定**になるからやめてくださいね。自分を変えるんじゃなくて、**自分を発展させる**と考えてみてください。

つまり、今までの自分も大切にするということです。たとえば、がんばり屋さんでがまん強いことは、C美さんにとっては長所でもあるんですよ。これまでもきっとそれに助けられてきたでしょうし、これ

たくさんの選択肢があることで気分が楽になる

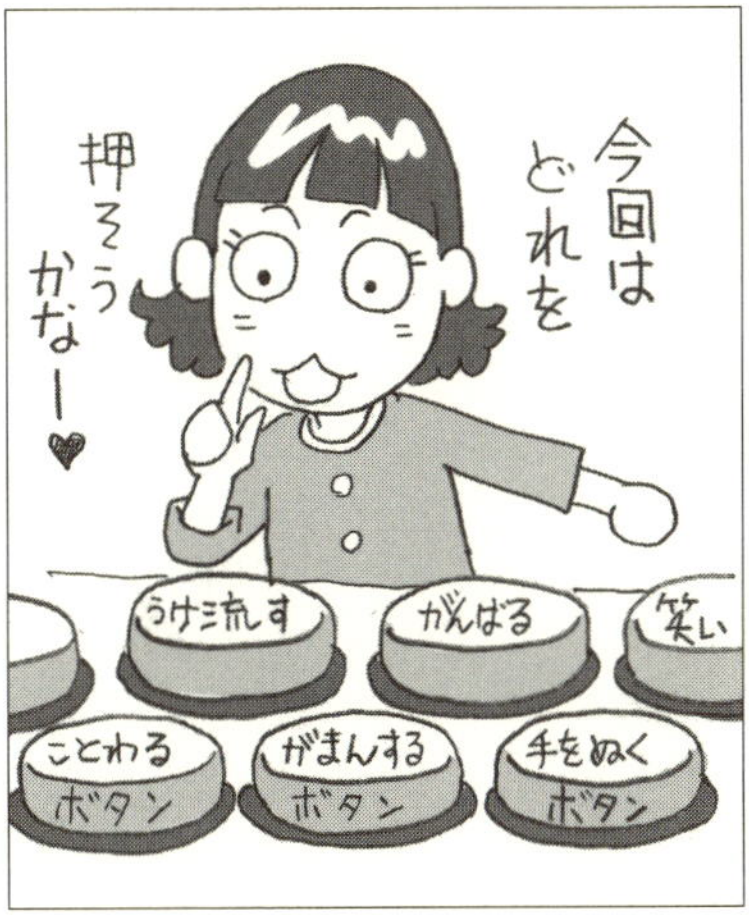

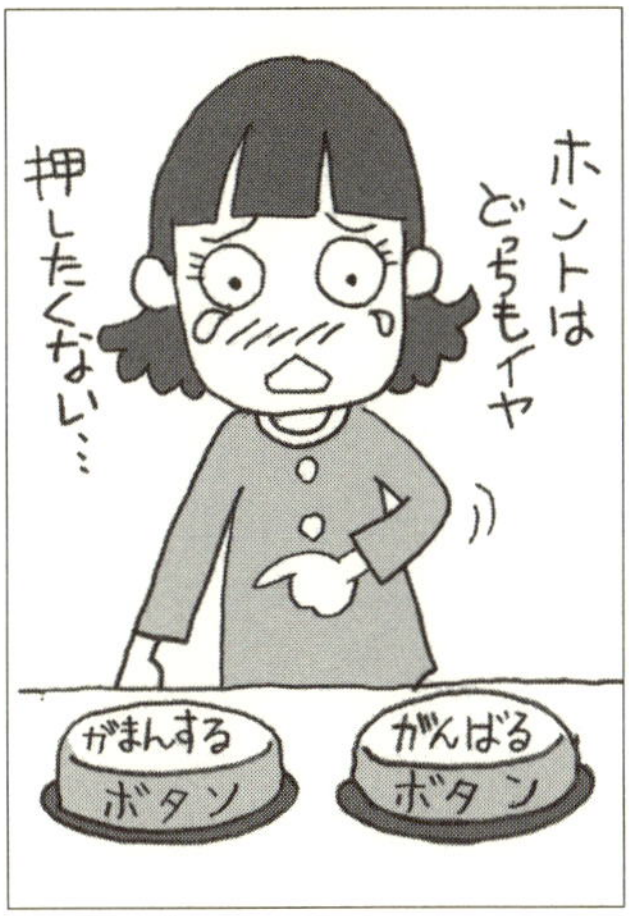

からも必要な時があると思います。だから捨てずにとっておきましょう（笑）。

自分を発展させるというのは、別の反応のしかたを付け加えていくということです。例えば、これまでは「がんばる」と「がまんする」という2つの反応しか持ち合わせてなかった方が、「受け流す」「うまく断る」「手を抜く」「笑い飛ばす」といった具合にどんどん違う反応も身につけたらどうなるでしょう。

これまでは、どんな時でも何かあったら「がんばる」か「がまんする」しかなかったのが、状況に応じて「受け流したり」「断ったり」「がまんしたり」と、対応の幅が広がるということです。これだけでも相当ストレスが減りますよ。

この新しい反応のしかたを身につけるには、繰り返すことが必要です。スポーツと同じで、最初はうまくできない動作でも、繰り返し練習すると無意識にできるようになります。最初は意識して「手を抜いたり」「うまく断ったり」してみてください。それと同時に簡単にできる方法として、133ページに紹介している**アファメーション**なども有効です。潜在意識に新しい反応のパターンを植えつけていく方法なので、ぜひ試してみてください。

「自分の性格を変えなきゃ治らないんだと思ってしんどくなってたので、今までの自分も大切にしていいって聞いて、すごく安心しました。自分を発展させることならできそうです。私、もっと自分を大切にして、もっと楽しめるようにしますね」

◇他にもたくさんあるストレス軽減法あれこれ

それ以外にも、ストレスを軽減する方法はいくつもあるので、紹介しておきますね。自分にあった方法をそのつど選ばれるといいと思います。

1　イライラしたら丹田式呼吸法をする（108ページ参照）

呼吸法はストレス軽減法の王道です。ゆったりとした呼吸を意識して行うだけで、副交感神経が刺激され、脳もリラックスしてイライラが治まります。やり方はいろいろあるので、自分にあった方法で行いましょう。

2　お風呂にゆっくりつかる（107ページ参照）

全身の血流がよくなり身体もリラックスできます。脳へも十分な血液が送られることで、ウツっぽい症状も軽減されます。それ以外にも積極的に身体を温めるようにすることで、精神的な安定が得られます。

3　ぐっすりたくさん眠る（82ページ参照）

できるだけ早く布団に入るようにして、目覚ましをつかわずに起きてみましょう。寝ている間に身体だけでなく精神的なダメージの修復が行われます。睡眠不足になるとよりストレスを感じやすくなってしまいます。

4　身体を軽く動かす

スポーツとまではいかないまでも、軽いお散歩をしたり温水プールに浮かんでいるだけでも、十分なストレス発散になります。自分のできる範囲で身体を動かすようにしましょう。ただし、無理は禁物です。

5　アファメーションをする（133ページ参照）

自分に対しての肯定的な言葉かけを繰りかえし行うことで、ストレスを感じにくい思考パターンが身につきます。ストレスへの根本的な対策になりますので、ぜひ実践していただきたい方法です。

6　脳に必要な栄養をしっかりとる

精神面を健康に保つには、特に脳に栄養を入れてあげる必要があります。人は栄養不足でもウツになります。ストレス対策には、脳細胞の回復を助けるサプリメントもお勧めです（巻末リスト150ページ参照）。

COLUMN　コラム

笑いや楽しい気持ちはリウマチ治療に最も効果的！

◇笑いや楽しい気持ちは身体にどんな効果があるの？

楽しい気持ちの時や、ワクワクしたり笑ったりしている時は、副交感神経が刺激され、細胞の修復をしたり、免疫力を高めたり、血流をアップさせたり、痛みを軽減するホルモンがたくさん分泌されます。

たとえば、笑っている時によく出るベータエンドルフィンというホルモンは、モルヒネの数倍もの鎮痛作用があるそうです。

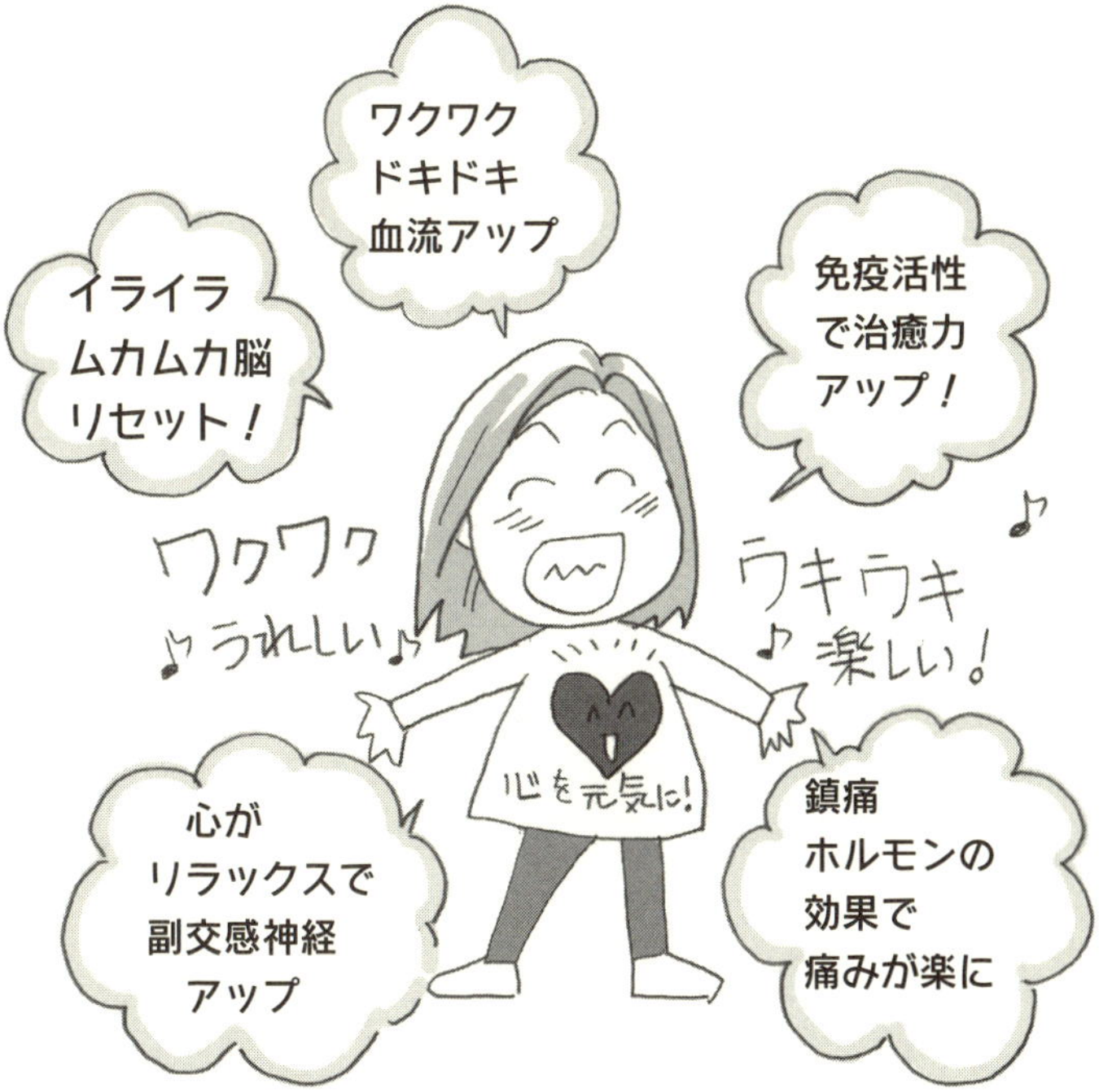
ワクワク
ドキドキ
血流アップ
イライラ
ムカムカ脳
リセット！
免疫活性
で治癒力
アップ！
ワクワク
♪うれしい♪
ウキウキ
♪楽しい！
心を元気に！
心が
リラックスで
副交感神経
アップ
鎮痛
ホルモンの
効果で
痛みが楽に

7　よく笑う・お笑い番組などを観る

笑うと腹式呼吸をしているのと同じ状態になり、副交感神経が刺激されてリラックスできます。また、笑うことで免疫細胞が活性化し、強力な鎮痛作用のあるホルモンも分泌されるため、リウマチの痛みを軽減することにもつながります。

8　腸をやわらかく保つ

腸をやわらかくすることで、セロトニンなどの幸せホルモンの分泌が盛んになるため、ストレスを軽減できます。腸からのアプローチでストレスやトラウマの解消ができる腸心セラピーというものもあります（巻末リスト150ページ参照）。ストレスやトラウマにうまく自分で対処できない方は一度受けてみられるといいと思います。

9　ネガティブな言葉は右側の耳で聞くようにする

苦手な人や文句ばかり言ってくる人の言葉を左側の耳で聞くと感情を司る右脳に影響を与えてしまうので、感情は即座にマイナスに引っ張られてしまいます。逆に、できるだけ右側の耳で聞くように意識することで、理性を司る左脳に入りますので、相手の言葉を理性的に処理できるようになります。

10　好きなことや楽しいことをする

これは他の章でも繰り返しお伝えしていることですが、リウマチを治すためにはこれが一番大切です。自分が楽しく過ごせて人生が充実していれば、周囲の目や周囲の言葉は気にならないものです。ストレスをグッと感じなくなりますよ。

C 美さんからメールが届きました

こんにちは♪　C美で～す。(^O^) ／

あれからすぐお薬を再開して、お医者さんと相談しながら

ゆっくり断薬を目指すことにしました。

歌うのが好きだったことを思い出して、今は１週間に１回、

子どもとカラオケに行ってま～す。♪ (^O^) ♪

家でも私が歌うと、子どもがくるくると踊ってくれて、

とても楽しいです。

落ち込むことも少なくなり、体調もとてもいいです。

私や子どもがニコニコしてると、主人 (O.O) も文句が言いにくいみたいで、最近は少し優しくしてくれるようになりました。

自分次第でまわりが変わるって本当だったんですね。(^.^)y。

またわからないことがあったら、相談にのってくださいね！

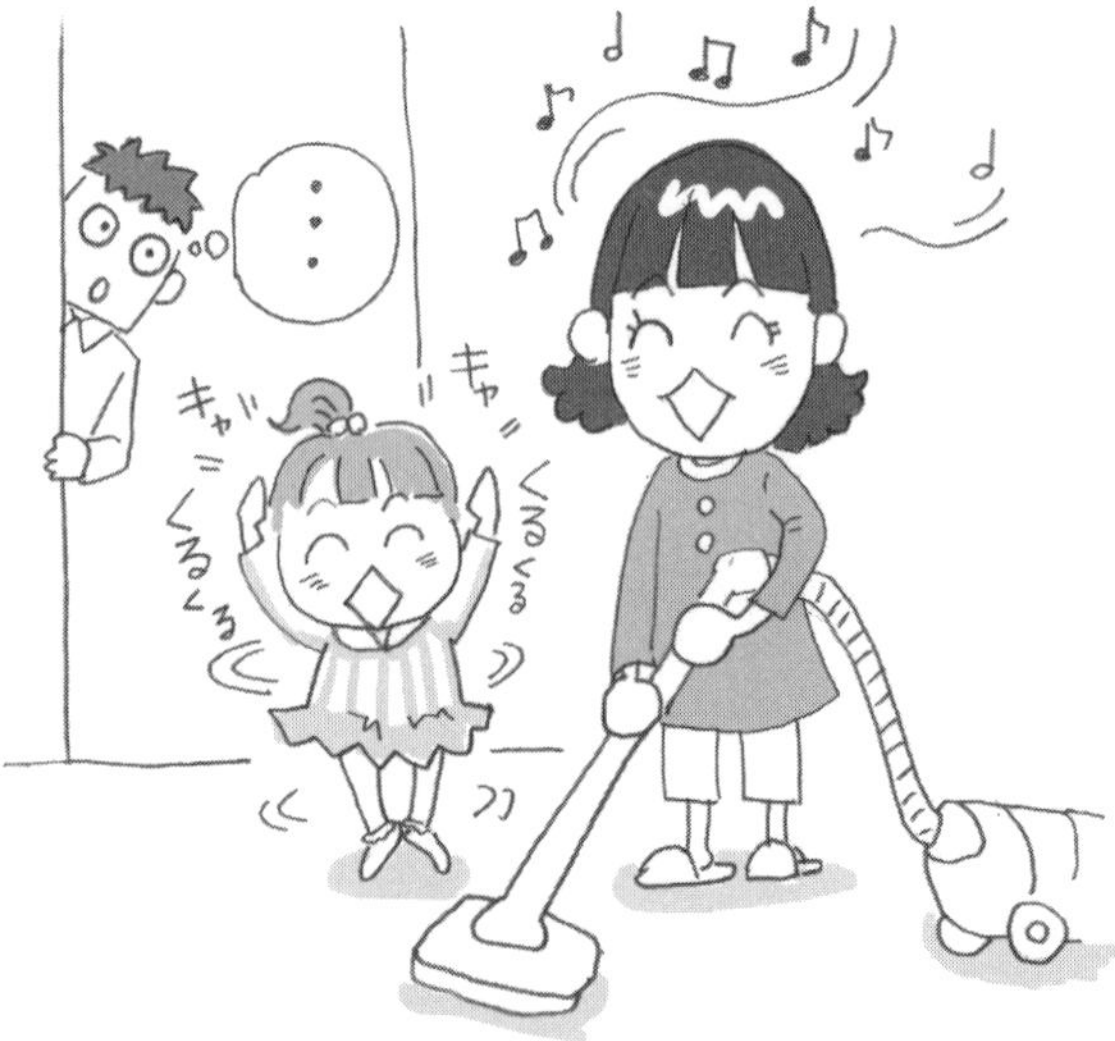

第6章
働きながらリウマチを治す！
できることをコツコツ続けよう！

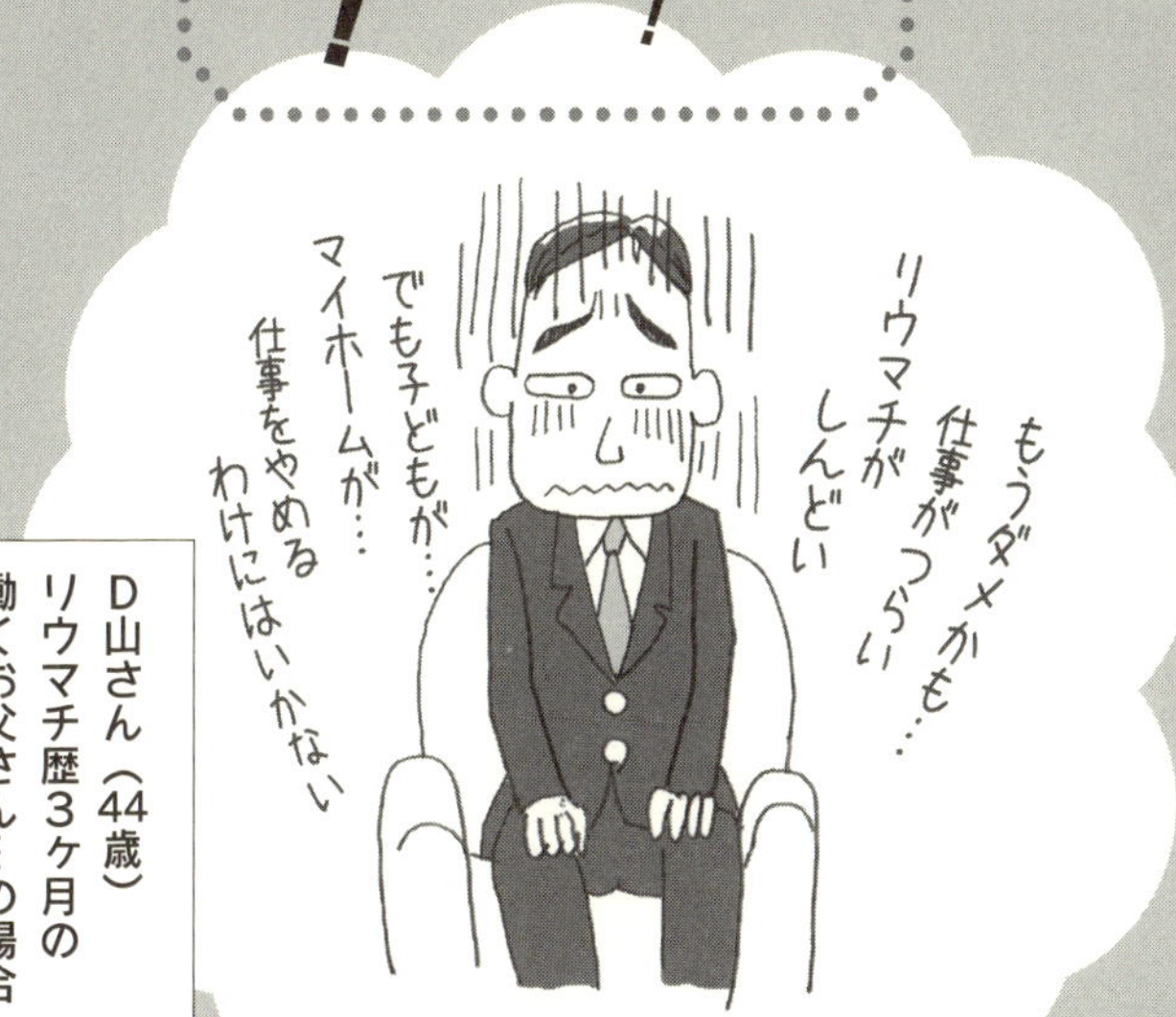
もうダメかも…
仕事がつらい
リウマチがしんどい
でも子どもが…
マイホームが…
仕事をやめるわけにはいかない

D山さん（44歳）
リウマチ歴3ヶ月の
働くお父さん…の場合

◇仕事は辞められない、でもリウマチは治したい…

「リウマチと診断されて3ヶ月です。今の仕事はかなりハードですが、妻と子ども、買ったばかりのマイホームのために仕事を辞めることはできません。つきあいの外食も多く、毎日残業で夜もよく眠れません。薬は飲んでいますが、身体を休められないせいか、どんどんひどくなっている気がします。治せるものなら治したいけれど、それが無理ならせめて悪化を食い止めたい。こんな私にでもできることはあるんでしょうか?」

悲壮な表情で相談に来たのは、D山さん、44歳。2人のお子さんのお父さんです。

リウマチの男女比はだいたい1:4で、女性に多い病気ですが、患者数は全国で70万人とも100万人とも言われていますから、全体の20%といえど、男性患者さんの数は決して少なくはありません。そして、30~50代の男性でリウマチを患った方たちは、多かれ少なかれD山さんと同じような悩みを抱えています。たいてい会社で重要な地位につき、簡単には仕事を休めない上に激務。家庭のことを考えると転職も難しいので、お薬を飲みながらなんとかこなしている。身体に良くないと思っていても、なかなか生活習慣を変えることができない。悪化しないようにするのが精いっぱいで治すところまではなかなか持っていけないという悩みです。

D山さんの場合も、係長という立場で、毎朝6時に起きて片道1時間半もかけて通勤。残業も毎日のようにあるので、帰宅は夜の10時を過ぎることもあるそう。仕事は嫌いではないようですが、部下がミスしないかチェックしたりフォローする立場なので、いつもかなりのプレッシャーを感じているとのこと。

いわゆる上からも下からも責められる中間管理職というものです。責任感が強く何事も真剣に受け止める真面目なタイプであればあるほど、精神的な負担が大きくなります。リウマチ発症のピークは40代ですから、いわゆる働き盛りの年代。D山さんのように、ハードな日常生活と人間関係のストレスなどが原因で、リウマチを発症された方はたくさんいらっしゃるのではないでしょうか。

そして、これは働く女性の場合も同じです。男性でも女性でも家計を支えている立場ですと、仕事をやめてゆっくり療養するという選択肢はなかなかありませんから、なんとか薬を飲んで症状を抑えて仕事とリウマチを両立させているという方は相当数いると思います。

「リウマチになってからというもの、先のことを考えるととても不安で、プレッシャーに押しつぶされそうな気持ちになります。そのせいか寝つきが悪く、眠っても夜中に何度も目が覚めたりします。土日は1日中寝ていますが、やはり眠りが浅いのか、疲れは取れません」

「こんな状態で仕事を続けながら治療に専念することなど、事実上不可能ですよね。このまま悪化して動けなくなったら…と考えると、八方ふさがりで、もうどうしていいのかわからないのです」

お気持ちはすごくわかります。でも、きっと大丈夫ですよ！　今のお仕事を続けながらでもやっていけることを一緒に考えていきましょう。

◇できないことがあっても大丈夫！　全体でカバーできれば回復していきます

「こんな状態でもできることがあるのですか？」

はい、たくさんあると思いますよ。D山さんは、治療を仕事と同じように考えて、**治療に専念してすべてを完璧にやらないと治らない、少しでもミスすると良くならない、と思っていませんか？**　でも、実際はそんなことはないんですよ。もちろん治療に専念されている方に比べると、歩みはゆっくりかもしれませんが、今の仕事を続けながら、今よりも病状を良くしていくことは十分可能です。

リウマチの原因は1つではなく、たくさんの要因が重なって発症していますので、**いくつかできないことがあっても、他でカバーできれば大丈夫**なんですよ。病気になる原因がたくさんあるのと同じように「治るスイッチ」だってたくさんあるんです。例えば、D山さんの場合、睡眠時間の確保は難しいと思いますので、その分を睡眠以外のアプローチで埋めて、それと同時に仕事でのストレスを軽減する簡単な方法をいくつかやっていくといいと思います。

第2章の33ページのイラストにあるように、リウマチとは、細胞にダメージを与えるスピード（破壊力）が細胞を修復するスピード（再生力）より上回っている状態なんです。だから、単純にこれを逆転させることができれば回復に向かっていきます。つまり、細胞にできるだけダメージを与えないようにしながら、細胞が修復するのを助けてあげるということですね。

ここでは、これをわかりやすくポイントであらわしてみましょう。身体（細胞）や心に良いことをすればポイントがプラスされ、反対に悪いことをすればマイナスになると思って下さい。つまり、細胞が修復されればプラス、ダメージを与えてしまったらマイナスです。

もし仮に、睡眠不足が毎日マイナス1ポイントずつD山さんの細胞にダメージを与えているとします。平日5日間で合計マイナス5ポイントになってしまいますが、土日にゆっくりすることで2ポイント回復したとしても、まだ3ポイントマイナスなわけです。

でも、土日だけでも温泉に行ってみたり、身体に良いものをしっかり食べるようにしたらどうでしょう。1日2ポイントずつ稼いで2日で合計4ポイントプラス。3ポイントマイナスなところに4ポイントのプラスですから、トータルでは1ポイントのプラスになります。

こんな感じで、ざっくり**全体的にマイナスにさえならなきゃ大丈夫！**ぐらいに気楽に考えてみて下さい。

できないことはできないで割り切って、**自分にできることを少しずつ積み重ねていけばいい**んですよ。仕事を続けながらもリウマチが改善した・治った方もたくさんいらっしゃるので、あきらめずに継続して身体と心にプラスになることを続けてくださいね。

「今の私でもできることがあるとわかって、なんだか少し安心しました。できればもう少し具体的に教えていただけると助かります」

まず、食生活をみていきましょう。D山さんの普段のお食事はどんな感じですか？

「朝は家で食べます。妻が私の身体を心配してくれて、和食中心で栄養のバランスを考えて毎朝作ってくれるのです。昼は近くの飲食店で食べます。夜は課内に常備してあるカップ麺か、コンビニでお弁当を買って食べます」

では、できる日だけでいいので、昼か夜の1食を奥様の手作りのものに変更することはできませんか？1週間に2日でもそういった日があれば、かなりプラスポイントを稼げます。例えば、コンビニ弁当を1回手作り弁当に変えるだけで、マイナス1ポイントが消えて、プラス1ポイントが加算されるので、合計で2ポイント増やすことになるんですよ。あと、できれば次のようなちょっとしたことも意識してみましょう。

COLUMN コラム

細胞へのダメージポイントと回復ポイント

◇回復ポイントをためて、再生力アップ！

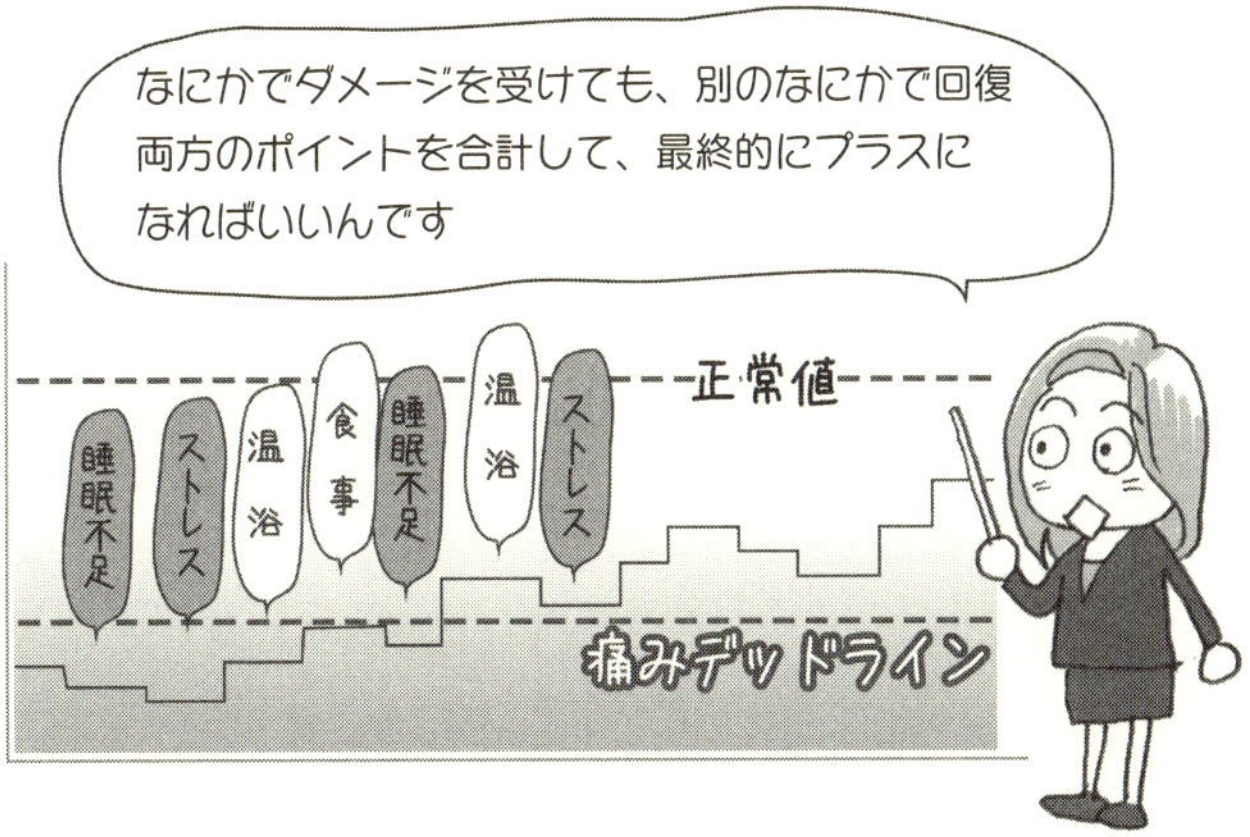

◇再発しないためにも意識して回復ポイントをためる

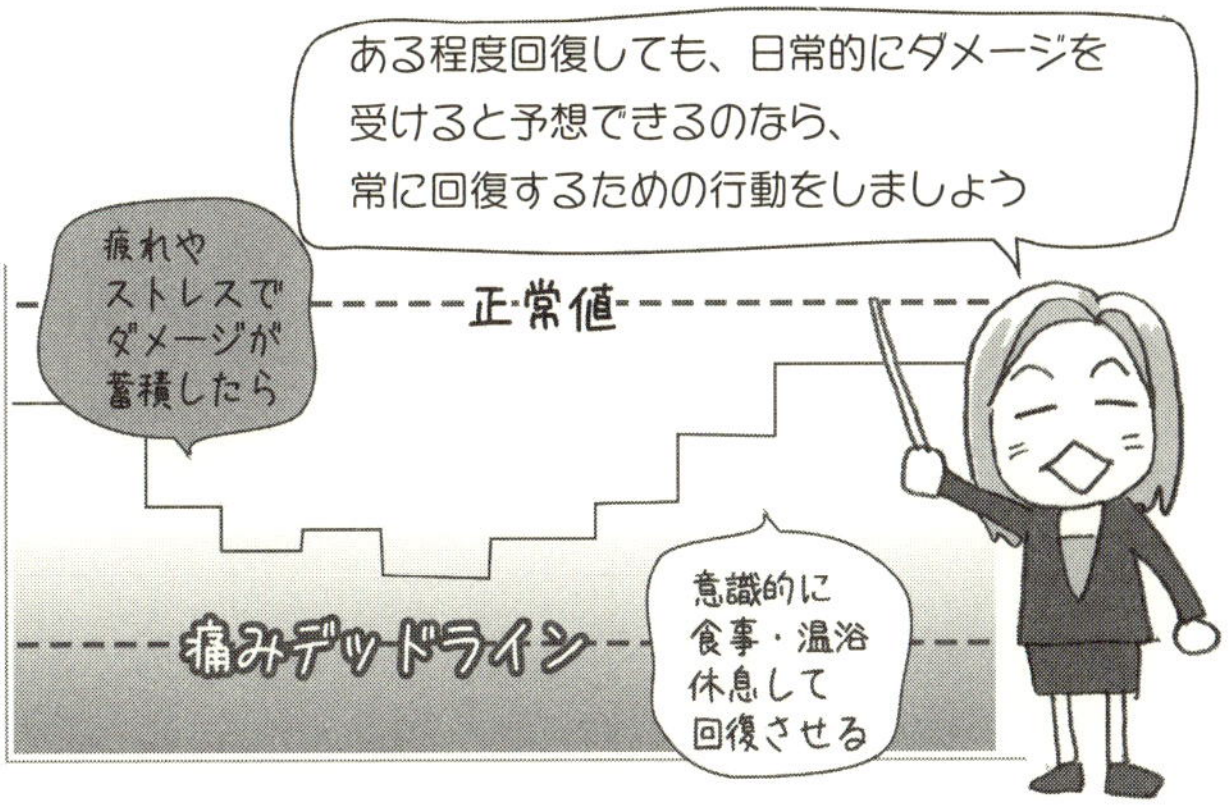

成功のコツは小さな行動を同時多発的に行うこと

・外食の時は、できるだけ細胞が喜びそうなメニューを選ぶ（パンや麺類・揚げ物・糖質の多いものはできるだけ避ける）。
・休日は極力外食を控えて、栄養バランスの良いものを作ってもらう。
・普段外食が多い分、サプリメントや栄養補助食品を利用する（※ただし、天然のもの）。
・食事の時は、食べる順番を意識して、細胞へのダメージを少なくする（58ページ参照）。
・お酒は、赤ワインや蒸留酒など血糖値を上げないものを選ぶ。
・お菓子やジュースを控えるようにする。
・よく噛んで、消化を助ける。

全部できなくても大丈夫ですよ。要はほんの少しずつの変化でいいんです。無理のない範囲でたくさんのことに取り組むことで、大きな変化につながっていきますから。

「なるほど、こうやってお聞きすると、食事だけでも私にできることはたくさんあったんですね。私はどこかで、『小さな努力なんかしてもどうせ無駄だ』とあきらめていたのかもしれません。こういったちょっとしたことの積み重ねが大事だったんですね」

はい、みなさん**リウマチは難病だというイメージ**があるので、治そうと思ったら、何か画期的な治療法に出合うか、修行僧みたいにものすごく努力をしないと治らないと思っているみたいですが、実は難しいことなんて1つもないんですよ。**治った方々は、ごくごく当たり前のことを、ただコツコツやってただけなんです。**

◇身体を温めて回復力UP！　温浴は優れた治療法

ところで、お風呂はどのように入っていらっしゃいますか？

「お風呂…？　いつも夜遅くなって時間がないので、妻から、カラスの行水と言われるくらいお風呂は早い方です」

なるほど。では、これも食事の時と同じで、ほんの少しでいいから変化させていきましょう。まず、できればあと10分以上、無理ならほんの5分でいいので、今までよりは湯船にゆっくりつかるようにしてください。半身浴でなくても全身浴でも構いません。

温浴には107ページのコラムにあるように、たくさんの効能効果があるんです。寝る時間を少し減らしたとしても、温浴をしたほうが熟睡効果もありますので、結果的にプラスになります。しかも、精神面でもリラックス効果がありますので、D山さんのように仕事のストレスがたまっている方には、必ず取り入れていただきたいです。

また、身体を温めると、全身の血流が良くなって、リウマチの痛みは軽減します。それと同時に細胞に栄養が行き渡りますから、回復力もアップします。もう一つ、**HSP（ヒートショックプロテイン）**という痛んだ細胞を修復する働きをもつタンパク質が増加して、細胞の生まれ変わりをグングン後押しします。

つまり、温めることで、痛みや腫れを楽にする**対症療法**と、自律神経の安定&細胞の修復といった**根本治療**を同時に行うことができるんですね。温浴以外にも、次のようにいろんな身体の温め方があるので、うまく組み合わせていつでも血流がよい状態を目指しましょう。

・寒い季節やクーラーの効いた部屋では貼るカイロを活用。背中やお腹を中心に貼る。
・遠赤外線ホットパック（電磁波の影響の少ないもの、中村式温熱がおすすめ）を利用。
・寝る時に湯たんぽをお腹にあてておく。
・岩盤浴や温泉の利用。
・朝、余裕のある時や痛みやこわばりがひどい時は、朝からも温浴する。

COLUMN　コラム

身体を温めると回復力が早まる…温熱療法

◇温めるだけでこんなにいいことがいっぱい♪ v(≧▽≦)v

☆温めると痛みや腫れが楽になります☆

・痛みや腫れを出しているホルモン『プロスタグランジン』は、血流改善のために出ているので、全身の血流が良い状態の時は分泌量が減ります♪　温めると、リラックスして緊張がゆるみ、血流が増加。その結果、痛みや腫れが楽になります。

☆温めると細胞の修復力が高まります☆

1. ＨＳＰ（ヒートショックプロテイン）が増加し、免疫力や体温、新陳代謝のアップにつながります。

2. 身体に熱ストレスが加わると、ＨＳＰが増えます。

ＨＳＰとは傷んだ細胞を修復する働きを持つタンパク質のことですが、免疫細胞の働きを強化したり、乳酸の発生を遅らせるなどの力も持っています。

※この働きは野菜の 50℃洗いにも応用されています。

3. 細胞の修復が進むということは、根本治療を促すということ。

細胞の生まれ変わる力が高まり、ダメージを受けていた細胞も元通りに。結果、痛みを出すという“修復反応”は出なくなる。

4. 細胞が回復することで、細胞内のミトコンドリアが活性化。

細胞そのものが熱エネルギーを生み出せるようになるため本当の意味での体温や免疫力アップにつながります！

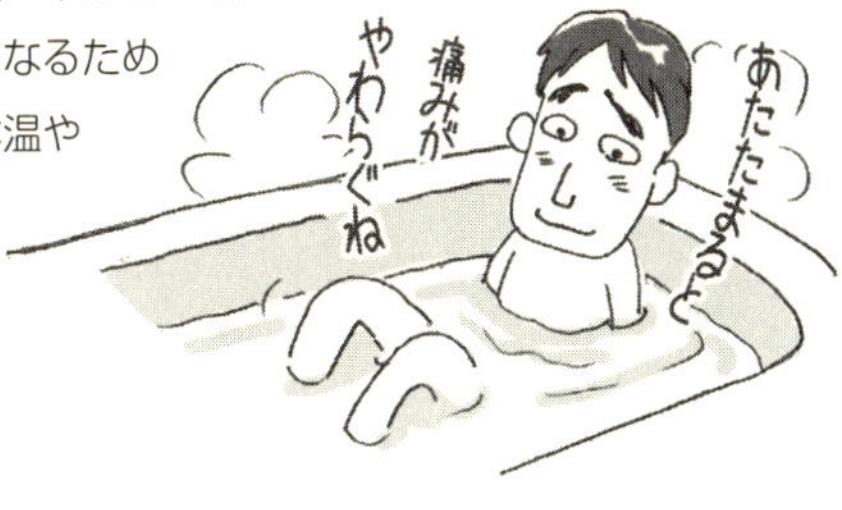

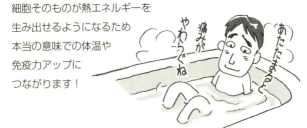

◇丹田式呼吸法は万病を癒す？　いつでもどこでもできる呼吸法

次は、私が知る限り、完治した人がほぼおこなっている超簡単な方法をお教えします。

「完治した人がほぼ全員！　超簡単？　何ですか？」

丹田式呼吸法。腹式呼吸法の一種です。丹田はおへそから指約3本くらい下あたりです。吐く時は丹田をへこませて、吸う時は丹田をふくらませる。数秒間息を止めて、また吐きます。ただこれの繰り返しです。

「それだけで効果があるのですか？」

あります。丹田式呼吸法は、昔から万病を癒すとされているんですよ。実際、私はこんな仕事をしていますから、ガン、腎臓病、クローン病、アトピー、リウマチをはじめとした膠原病など、いろんな病気を克服された方を知っていますが、ほとんどの方がなんらかの形での呼吸法を治療に取り入れていらっしゃいました。

111ページのコラムにもあるように、呼吸法だけでもいろんな効果があるんです。深い呼吸で酸素を取り入れることで、細胞が活性化され修復力が高まります。血流が改善されて体温や免疫力もアップしますので、身体にとっても良いことだらけなんですが、D山さんの場合は、ストレス対策のためにもぜひ取り入れていただきたいと思います。

第2章で述べましたが、ストレスを感じ続けていると交感神経が過剰に優位になり、自分の細胞にダメージを与え続けるという悪循環が生じます。D山さんの場合も、職場でプレッシャーにさらされている間は、この交感神経が優位な状態は続いていることと思います。

ところが、ゆっくりと腹式呼吸をすると、あら不思議。その場で副交感神経を刺激し、交感神経が優位な状態を改善することができちゃいます。つまり、細胞へのダメージを減らし、逆に細胞の回復力を高めることができるということです。もっというと、**関節破壊を防ぎながら、治る方向に向かわせている**といっても言い過ぎではないんです。ほとんどの病気は交感神経優位で発病しますので、**呼吸法が万病を癒す**と言われているのも納得ですね。

「それはすごい！　ぜひやり方を教えて下さい！」

じゃあ、早速練習してみましょう。姿勢は寝ていても、座っていても、立っていても、どれでも構いません。その時々で楽な姿勢で行いましょう。

1　ゆっくりと息を吐き、丹田（おへそから指約3本分くらい下）をへこませる。

・口からでも鼻からでもOK。

・息を吐く時に『マイナスなもの』『イヤなもの』が出て行くイメージをします。

・ゆっくりの秒数は決まっていません。自分が気持ちいいと感じる長さで大丈夫です。

2　息を吸う。丹田をふくらませる。

・吸う時は鼻から吸う。

・『プラスなもの』『いいもの』が入ってくるイメージです。

・吸う時の秒数も決まっていません。自分が楽にできる長さで大丈夫です。

3　息を止める。丹田に気をため込むイメージ。

・願望達成のイメージ。入ってきた『いいもの』が体中に行き渡るイメージ。

・『自然治癒力が最大限に働いている』『もうすっかり元気になったぞ！』と考えるだけでもOK。

・止めている時間も自由です。

どうですか？

COLUMN　コラム

お手軽簡単で効果絶大…丹田式呼吸法

◇こんなにすごい！　丹田式呼吸法の7大効果

1. 全身の細胞が活性化：大量の酸素を取り入ることで、細胞の新陳代謝が良くなる。
2. 内臓全体の働きが良くなる：内臓全体を刺激し、消化・吸収・血流・便通の改善につながる。
3. 自律神経が調節される：副交感神経を刺激するため、気が静まり、深いリラックス効果を得られる。
4. 痛みや不快な症状が楽になる：筋肉が緩み血流がよくなることで、痛みが楽になる。
5. 体温が上がる：内臓を中心に血流が良くなるので、深部体温が高まり免疫力が底上げされる。
6. 精神的に前向きになる：血流が良くなり、脳細胞に栄養と酸素が行き渡ることで脳が活動的になる。
7. イメージ療法の効果がアップ：脳がθ波からα波の状態になりイメージが入りやすくなる。

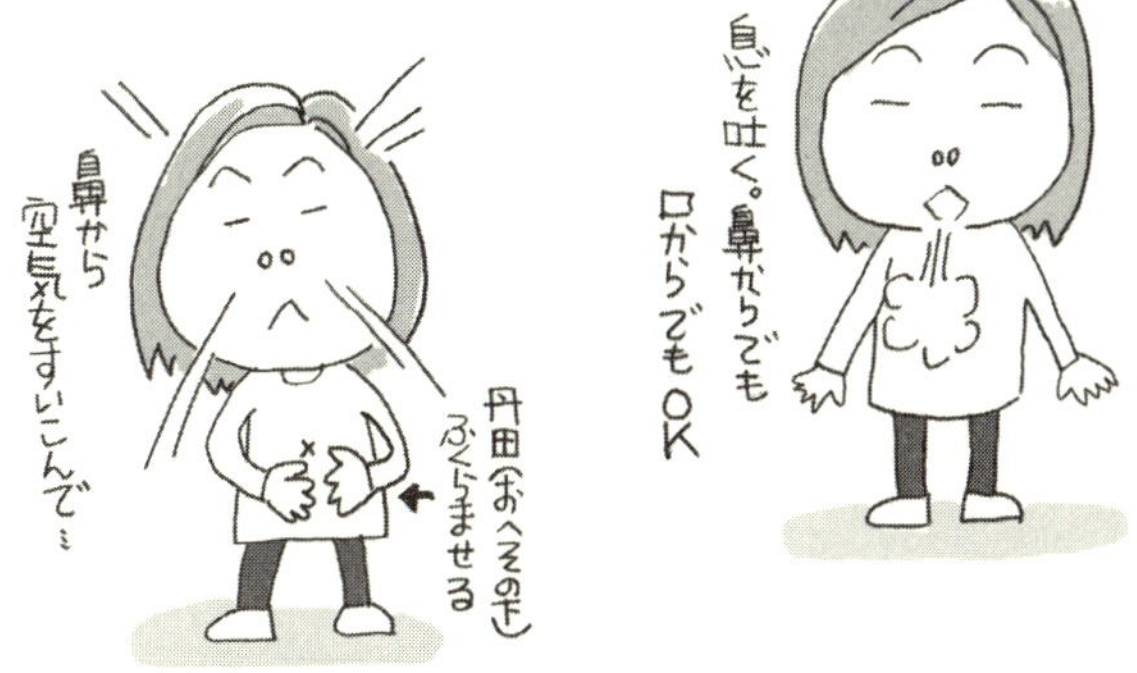
鼻から空気をすいこんで〜
丹田(おへその下)ふくらませる
息を吐く。鼻からでも口からでもOK

「確かに気持ちが少し落ち着くような気がします。これはどれくらいの時間やればいいのですか？」

最初は無理のない範囲で始めて下さい。身体がやり方を覚えると自然とできるようになりますよ。仕事の合間などでしたら、1分くらいでもいいですし、家で過ごしている時などで時間がとれそうなら10分とか20分とかお好きな時間やっていただいて大丈夫です。

特に仕事でイライラした時などには、できればすぐその場でやっていただきたいです。第2章の28ページでお話したように、イライラしたり緊張しているまさにその時に、体内では細胞破壊がおこっているわけですから、すぐに呼吸法を行うことで細胞破壊を食い止めることができるからです。

それにこの呼吸法をマスターすると、痛みもコントロールすることができるようになるんですよ。

「本当ですか!?」

痛みは身体が緊張したりして血流が悪くなって、血流改善ホルモンが分泌されることでおこりますから、身体がリラックスすることで血流が良くなれば、結果的に痛みが楽になります。あと、丹田式呼吸法をしばらく続けると、脳波が瞑想状態に近づくこともわかっています。瞑想状態に入るとあらゆる五感の刺激が伝わりにくくなりますので、痛みを感じにくくなるんです。

こんな感じで呼吸法は効果絶大なのです。実際、私も痛みが強い時は、よく呼吸法で痛みを楽にしていたんですよ。

◇前向きのイメージで治る心を育てる

最後に、質の良い睡眠をとれるように、寝る前にやってほしいことをアドバイスさせていただきますね。

第5章の82ページでも少し触れましたが、眠っている間というのは、昼間にうけた身体や心のダメージを修復している大切な時間なんです。起きている時の表層意識は引っ込んで、かわりに潜在意識が一生懸命活動して、細胞の修復に必要なホルモンを分泌したりしています。

ところが、寝る直前にまで仕事や病気のことを考えて、不安な気持ちのまま過ごしていたらどうでしょうか？　実は、寝ている間の潜在意識は寝る直前までの意識状態を引き継ごうとしますので、朝までずっと不安な状態が続きます。これでは熟睡できず、寝ていても副交感神経はあまり働けず、修復に必要なホルモンもあまり出なくなってしまいます。

逆に、寝る直前に楽しいことを考えたり、よいイメージを描いていると、朝までその心地いい状態は続きますので、寝ている間に最も治癒力が上がった状態で過ごせるのです。ですから、寝る前の時間をぜひ大切に過ごしていただきたいんですね。

「そういわれてみれば、いつも寝る前にあれこれ悩んでばかりな気がします。でも、楽しいことを考えろといわれても、現実が苦しいことばかりで、なかなか思いつかないんですが」

楽しいことであれば、今の現実とかけ離れていても構いません。たとえば、「すっかり元気になって家族と旅行している」とか、「D山さんのお手柄で大手の取引先をゲットして収入がアップした」とか。いろんな妄想をするだけでもいいんです。

理性とつながっている表層心理は、嘘だ、そんなことあるはずはない、と感じるかもしれませんが、**深層心理や潜在意識は現実と空想（非現実）を見分けない**という特徴がありますから、妄想だろうが空想だろうが、自分がイメージしたことが、本当にあった

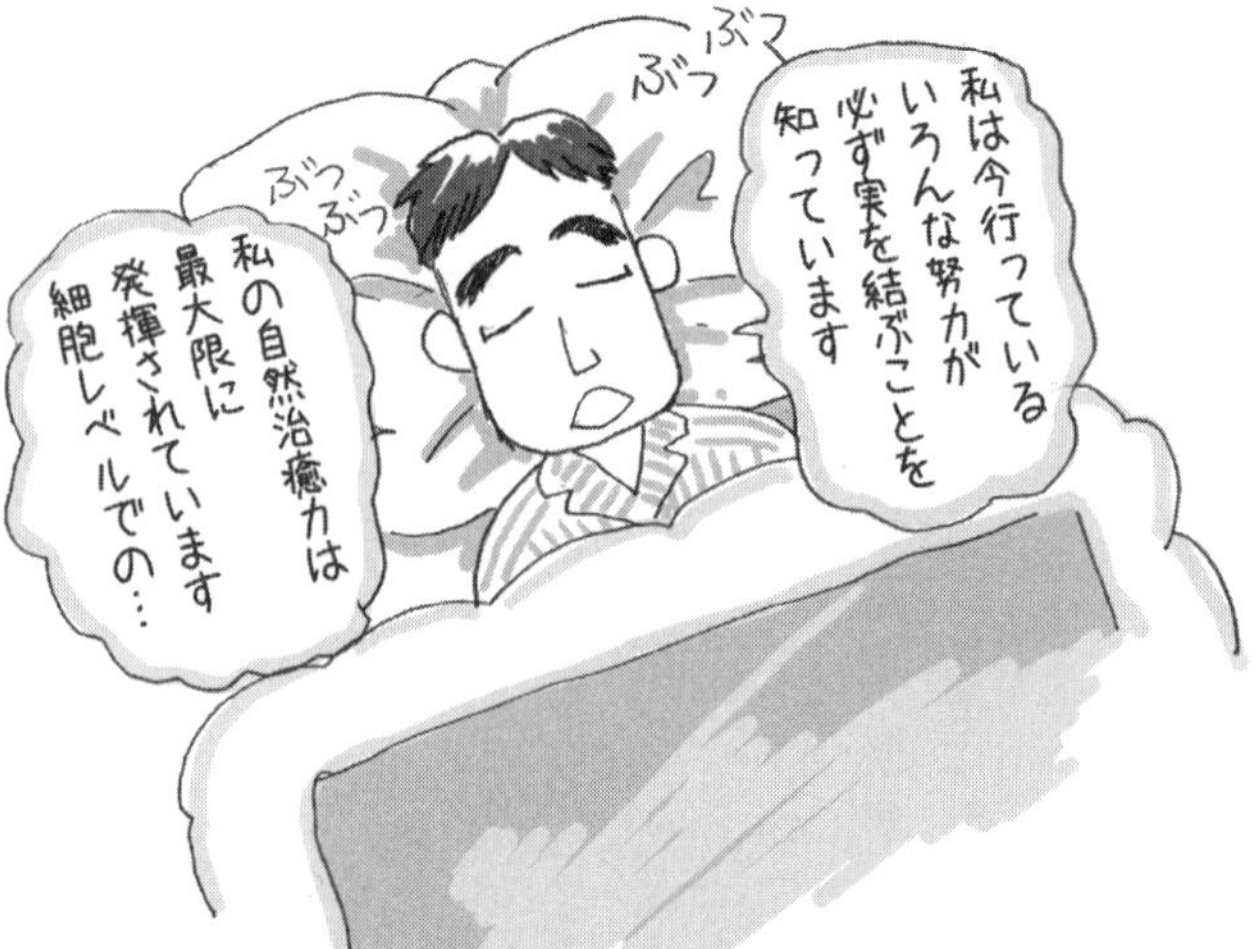

出来事と同じようにインプットされます。

そうすると、寝ている間ずっと勘違いした潜在意識が、楽しい状態の時と同じホルモンを分泌し、同じ免疫の状態をつくり、治癒力の高い状態を保ってくれるというわけです。

「おっしゃっている意味は頭ではとてもよくわかるのです。でも今の状況がとてもつらいので、すぐに楽しい想像をするというのは、やはり私には難しいかもしれません」

では言葉から始めましょう。寝る前に前向きな言葉かけを自分に対して唱えるだけです（133ページのアファメーションを参照）。注意点は、必ずプラスの言葉で否定形はつかわない、過去形か現在進行形で言う。ただこれだけです。

例えばD山さんの場合は、これから色々な療法を始めますから「私は、今行っているいろんな努力が、必ず実を結ぶことを知っています」とか、「私の自己治癒力は最大限に発揮されています。細胞レベルでの修復がどんどん進んでいっています」なんてのはいかがですか？

「そういう言葉であれば抵抗なく言えると思います」

それとですね、日常生活でも気持ちが落ち込むような言葉はなるべくつかわないようにします。たとえば、奥様に何か手助けをしてもらった時、どんな言葉をかけていらっしゃいますか?

「申し訳ない、いつもすまないと…感謝してます」

感謝したい時はすべて「ありがとう」に変えてみてください。

「……！」

これも難しいですか（笑）？

「…難しいというか……少し恥ずかしいですが、できると思います」

申し訳ないと言われるより、ありがとうと言われた方が奥様だってきっとうれしいと思いますよ。

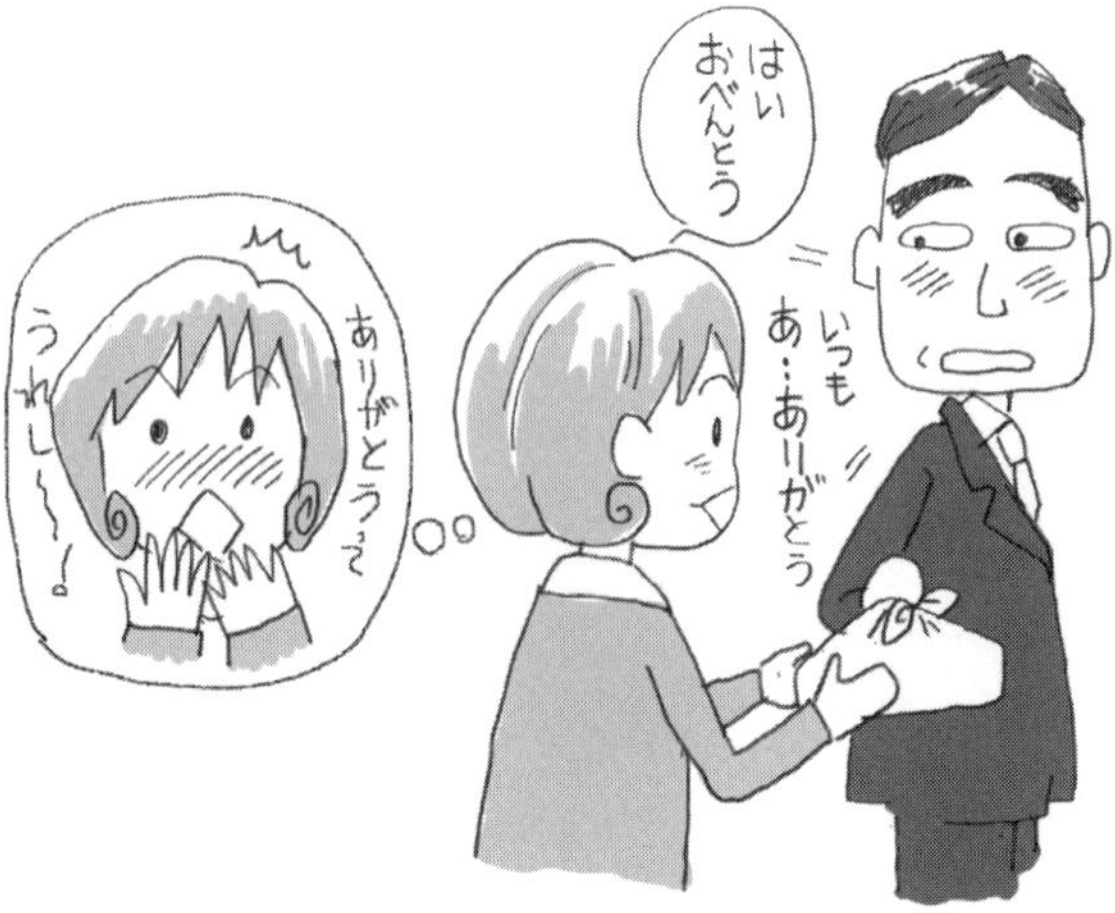
はい
おべんとう
いつも
あ…ありがとう
ありがとうって
うれし〜〜！

第7章
完治へ。そして…。
自分を進化させる！

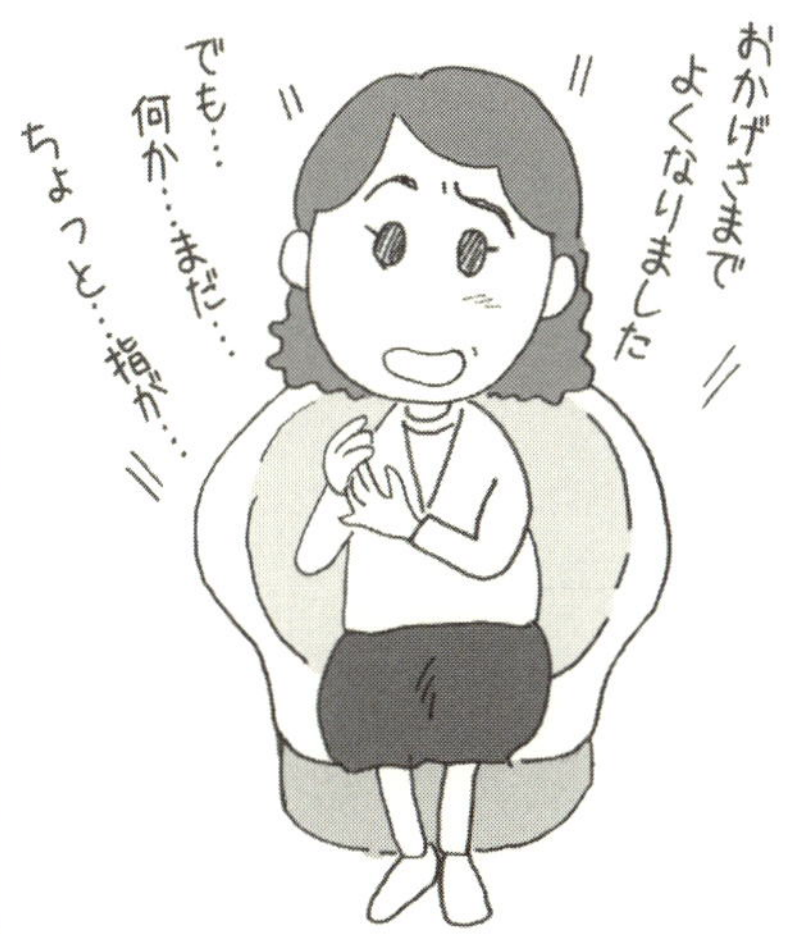
おかげさまで
よくなりました
でも…
何か…まだ…
ちょっと…指が…

E奈さん（42歳）
専業主婦
中学生の母…の場合

◇私のリウマチはいつになったら完治するの？

「左手のこの指のこわばりだけがどうしてもとれないんです。おかげ様で私のリウマチはもう95％治っていると思うんですよ。残りはこの指だけなんです。いつになったら完全に治るんでしょうか？」

相談者のE奈さん。42歳。中学生のお子さんがいる専業主婦のお母さんです。

子どもが小学校の頃、学校の役員を引き受けたり、慣れないパートで忙しくなったりのストレスで発病。子どもが中学生になってからは時間に余裕ができ、治療に専念するためにパートもやめて、私の本やサイトを参考にいろんな自然療法を試してみたところ、半年くらいで歩くのもつらい状況からかなり回復できたそうです。

自分に合った療法が見つかって根本治療が進むと、E奈さんのように一気にリウマチの症状が良くなることがあります。そのような治り方をする時は、本人はそれまでリウマチの痛みで苦しんできたぶん、治っていくのを実感するとうれしくなります。そうすると、その勢いで完治してしまうと思いがちですが、あるところまで来ると改善がなかなか進まなくなる停滞期間というものに入ることがあるのです。

「病院の検査数値も良くなっていて、薬をやめても大丈夫とお医者さんに言われたので、今は薬も飲んでいません。温熱療法も食事療法も、呼吸法も私にできることは全てやっているんです。でもやっぱりこの左手のこわばりがとれなくて……、もう何ヶ月も同じような状態なんです。どうしたらこわばりが全てなくなって完治したということになるのでしょうか？」

左手のこわばりについて、詳しく聞いてみると、ずっと続いているというわけではないようです。全くない時もあって、治ったと思ったら、次の朝、指がこわばって動かなくなったり。1週間で1回か2回くらいそんなことがあるから、そのたびにまだ完治していないんだとガッカリしてしまうとのこと。

もうほとんど治っているにもかかわらず、こんなふうに「いつ完治するのか？」「完治させるにはどうすればいいのか？」という相談は実はとても多いのです。ご本人にしてみれば、努力して治療を続けてきたからこそ、「今までこんなにがんばって治療してきたたし、実際ここまで治ってきているのだから、絶対に完治するはず」と、完治することにものすごくこだわってしまうのです。

E奈さんがリウマチになった時、一番最初はどんな風に症状が出ましたか？

「え⁇　リウマチになった最初ですか？　ええっと、最初は…、本当にたま～に手がこわばるな～と思っていて、指の関節がほんの少しだけ痛くなることがあったんです」

最初は、指を使いすぎたかな、気のせいかなって思いませんでしたか？

「思いました。パートが指を使う仕事だったので、ちょっと疲れただけだろうって。でも、こわばったり痛くなる回数がだんだん増えていって、痛みもだんだん強くなって、そのうち痛くない時と痛い時の時間が逆転したんです。それから身体のいろんなところが痛くなったり、突然痛みが強くなることが何度かあって、慌てて病院に行きました」

気のせいかなと思っている期間はどれくらいでしたか？

「その期間はわりと長かったです。1年くらい……、いえ、もっと前からだったかもしれません。でも痛みが強くなってからの期間は短かったですね。3ヶ月くらいで急にひどくなってびっくりしました」

実はですね。リウマチの治り方というのは、リウマチの始まりの時とほとんど逆の経過をたどることが多いんです。

「えっ？？？」

COLUMN　コラム

リウマチの始まりと治り方は逆の道を辿る

◇よくあるリウマチの始まりと治り方

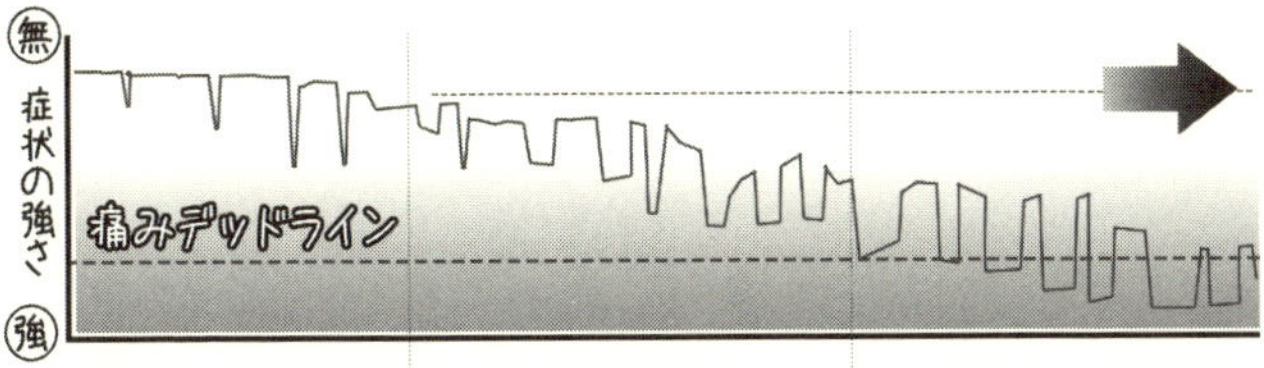

①最初はこわばりや痛みがポツンと出る。翌日には消えているので、気のせいかと思う。

②2、3日続いて、また消える。だんだん頻度が上がっていく。

③頻度が上がり痛みも強くなる。この時点でおかしいと思って病院に行く人が多い。

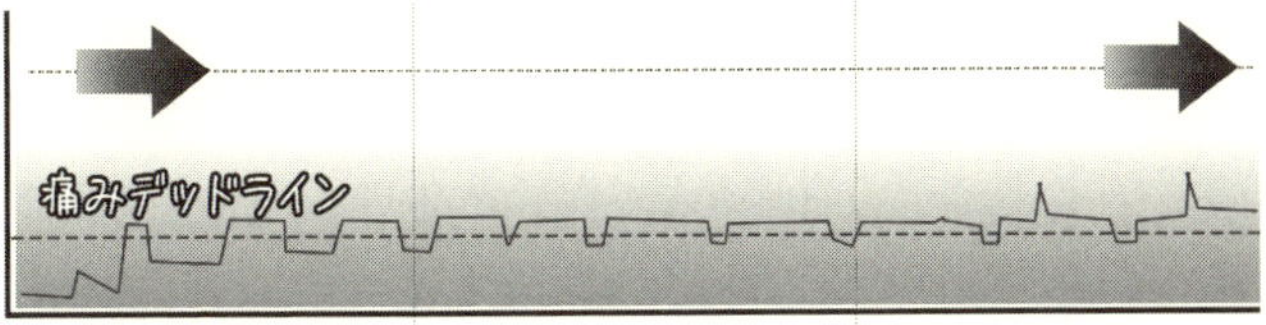

④リウマチ薬と痛み止めを飲むと症状が抑えられ、痛みは減る。慢性化する場合がある。

⑤慢性化した状態。痛み止めで痛みを抑えるため、全体的に痛みはひどくならない。

⑥治り始めは、症状の出ない時がポツンと出る。最初は気のせいかと思うくらい

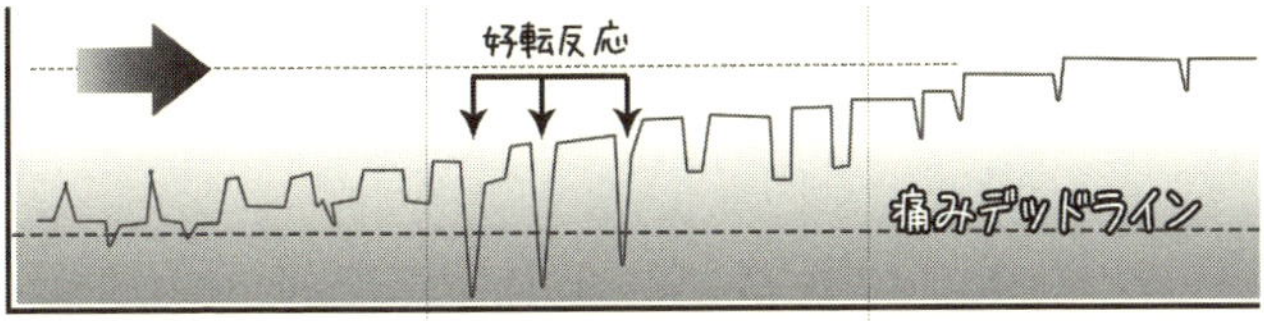

⑦痛くない日が少しずつ増えていく。

⑧好転反応で一時的に激痛になっても、だんだん痛くない日が増えていく。

⑨たまにポツ・ポツと痛みが出るが、症状の出ない期間がだんだん長くなっていく。

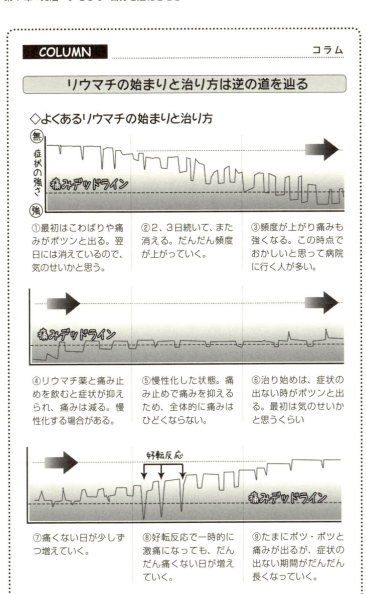

E奈さんの場合、最初は「気のせいかな」と思うようなこわばりや痛みが1年以上続いてから一気に悪化したんですよね。治っていかれる時は95％までは一気に良くなって、あとの5％が数ヶ月以上続いている。痛みや回数の変化が逆になるだけでなんとなく同じ感じだと思いませんか？

「言われてみれば、確かに……同じような感じです」

それから、先ほどここ数ヶ月はこわばりがとれない状態とおっしゃっていましたが、3ヶ月前と今とを比べて、こわばりの期間や痛みの強さなどに変化はないですか？

一番症状のひどい時からある程度治るまでの期間が短いと、同じように短期間で症状の比較をしてしまいがちですが、毎日の変化を比べていても自分がどうなっていっているのかがわかりにくいかと思います。

なので、ここまで良くなったら、日々の変化を見るのではなく、あとはもう少し長いスパン、1ヶ月から3ヶ月くらいで比較してみると、自分が良い状態に向かっているのかどうかが判断できると思いますよ。

「3ヶ月前に比べたら、こわばりの回数は半分くらいになっています。3ヶ月前は痛みが残っていましたが、今は完全に消えています。……あ、本当ですね。私ちゃんと治っていってるんですね！」

そういうことです！　というわけで、今までどおり過ごしていけば、ちゃんと治りますから、焦らないでくださいね。

◇そもそもリウマチが治るってどんな状態？

ところで、E奈さんはリウマチが治るってどういう状態だと思いますか？

「数値も正常になって、リウマチの症状が全く出なくなる状態だと思ってます」

それは一番上のレベルの完治ですね。でも人によって**治った状態（医学的にいう寛解）**のとらえ方は違っていて、だいたい次の３つに分けられます。

１　少量の薬で症状のコントロールができており、人生の楽しみを妨げない。
⇐
・薬を飲み続けることや通院などの生活上の制約はありますが、日常生活が十分にでき、人生を楽しめている状態。
・医学的には「臨床的寛解」を指します（「社会的治癒」ともいいます）。

２　薬は飲んでいない。検査をしてもリウマチと診断されるほどではない。

・疲労やストレスなどに気をつけて生活すれば、ほとんど症状は出ない状態。日常的な生活にもほとんど支障がなく、普通に生活ができている。
・検査数値は完全に正常でない場合もある。
・医学的には「ドラッグフリー寛解」に近い状態。
⇓

3　検査数値も正常になってリウマチの症状が全くない状態が続く。
・通院の必要もなくなり、日常的な生活になんの制約もなく、自由に動ける状態。
・医学的には「持続的ドラッグフリー寛解」の状態。
※ただし暴飲暴食や無茶な生活に戻すと再発の可能性あり。
⇓

これでいくと、すでに痛みの自覚もないわけですから、E奈さんの現在の状態は2にあたると思います。リウマチと診断される前には、たまにこわばりがある状態が長く続いたと思いますが、そのころのE奈さんは、指を使い過ぎた時にたまに違和感があるぐらいで、ご自分の状態を病気だとは考えていなかったはずです。つまり、今の状態はすでに病気と言えるレベルではないんですよ。

ただ、私も治る前には全く同じ心理状態になりましたから、E奈さんのお気持ちはよくわかります。「95％は治ったのにあと5％がどうして治らないんだろう。こんなにいろいろがんばっているのに完治しないのは絶対におかしい」って指のこわばりが出るたびにドーンと落ち込んでいましたから…。

「渡邊さんも私と同じだったんですか？　その時どうやって気持ちを切り替えましたか？」

私の場合は、主人の言葉で気持ちがガラリと切り替わりました。私が落ち込んでいるのを見かねて主人が「おまえはいつまでリウマチでいるつもりなんや。ここまで良くなったんやから、身体にいいことを続けていたら、ほっといても勝手に治るやろ！」って（笑）。

ずっと病気と向き合っていると、自分が病人だという状態に慣れてしまって、そこに依存してしまうというか、病気である自分から抜け出せなくなっていたんですね。主人に言われて初めて自分がリウマチという小さな殻の中に閉じこもって、自分で世界を小さくしていたって気がついたんですよ。

残り5％の指のこわばりだけで実際の日常生活には何の問題もないのに、私はリウマチだから○○できないって思い込んで、自分の可能性を自分で狭めているなんて、すごくもったいない。だから私は**「リウマチが治った」と仮定して生活をする**ことにしたんです。

「治ったと自分で仮定するんですか？」

リウマチ感謝！の場合

殻をやぶるの巻

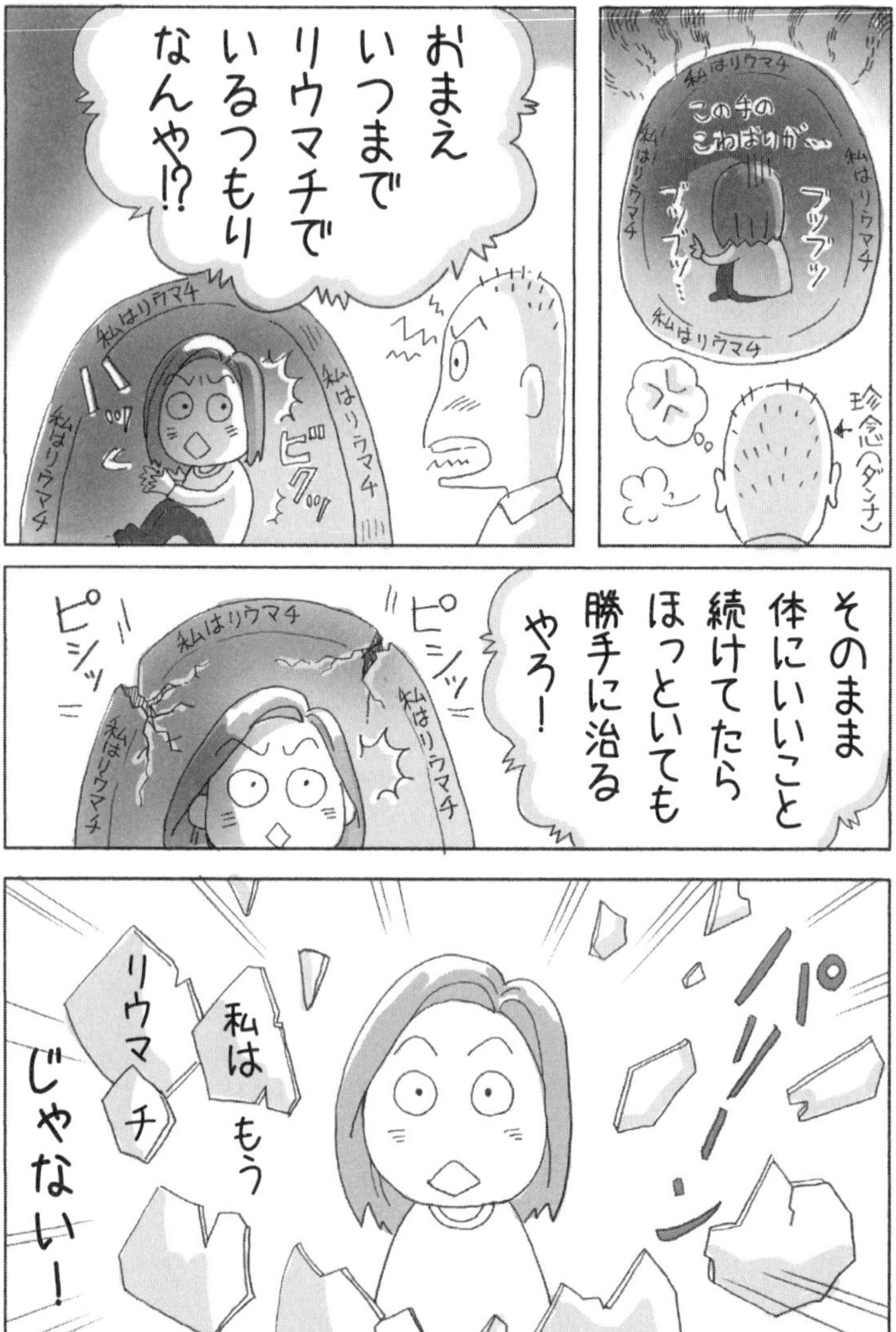
私はリウマチ
この手のこわばりが…
ブツブツ
ブツブツ…
珍念（ダンナ）
おまえいつまでリウマチでいるつもりなんや!?
ハッ
ビクッ
そのまま体にいいこと続けてたらほっといても勝手に治るやろ！
ピシッ
ピシッ
パリーン
私はもうリウマチじゃない！

そうです。勝手に自分で治ったということに決めて、普通に生活をしていました。そうしたら、ちょっとくらいのこわばりはだんだん気にならなくなって、いつの間にか知らないうちに治っていたんです。

「!!　ホントですか？」

「本当です」キッパリ！

「うらやましいです……。私もそんなふうになりたい……」

◇完治に向けてモチベーションを高める

わたしの講演会では、年に１回くらいの頻度で**リウマチ卒業イベント**というのをやっています。リウマチを改善されて寛解状態になった方たちに来ていただき、卒業生として表彰し、みなさんの前で体験談を語っていただくイベントです。

「あ、それ、知っています。ブログで見ました」

卒業式というのは、卒業された方に「治って良かったね。おめでとう！」と祝福するとともに、これからリウマチを治そうとしているみなさんに勇気と希望を持っていただくという目的があるんですが、それと同時に卒業される方たちが、**本当の意味でリウマチを手放す**ためのお手伝いができたらと願って行っています。

「どういうことですか？」

卒業式に出ていただくための基準は、さきほど説明した1～3のパターンのどれでもいいんです。完全に治った人もいれば、あとちょっとで完全に治るであろう人も、薬を飲み続けて症状をコントロールして元気に過ごしている人もいます。

大切なのは、リウマチを自分の行動を制限するための言い訳にしないと決意することなんですね。**「リウマチであった」という自分の殻を破って外に出る**と自分で決めて宣言するんです。ですから、例えばE奈さんのような方が気持ちを切り替えるために卒業式に出るということもあります。

「卒業式に出ると何か変わるんですか？」

自分の心の中で決めるだけだと、甘えが出たりしますよね。でも他の人がいるところで自分の決意を口にすることで、自分自身の**潜在意識は治ったという方向にぐっと傾く**。そうすると結果的に**身体も治った方向に傾く**んです。卒業式に参加すると決めたとたんに検査数値がぐっと下がって完治された方や、まだわずかに症状が残っていた方が卒業式に出られた後はまったく症状が出なくなった、という例はたくさんありますよ。

「何だか不思議な気がします」

うめぼしやレモンの酸っぱさを思い浮かべただけで、唾液が出たりしますよね。イメージするだけで身体が反応する例はいくらでもあります。潜在意識の力ってあなどれないんですよ。プラスになる言葉を口に出して繰り返し自分の潜在意識に言い聞かせる方法を**アファメーション**というんですが、卒業式はつまりは、アファメーションの強力バージョンになるというわけです。

「私でも卒業式に出ることができますか？」

もちろん、リウマチから卒業すると自分で決めれば出ていただけますよ！　私のほうはいつでもウエルカムですから決心ができ次第ご連絡下さいね。

「はい！」

◇完治の先にあるもの。進化した自分をイメージする。

ところで、E奈さん。もし、もう自分はリウマチではないと決めたとしたら、これからどうしますか？

「わかりません。ずっとリウマチを治すことが目標だったので、治った先のことまでは考えてませんでした」

どうして、こんなことを聞いたかというと、**病気を治す＝病気になる前の痛みのないころの自分に戻る**ことだと勘違いしている方がたまにいるんです。でも、病気になる前の自分って、後で病気になっちゃう自分ですよ。以前の自分に戻ろうとしたらダメですよね（笑）。

「？？？」

もっと言うと、**病気が治る＝どんな無茶をしても、何を食べても症状のでない身体を手に入れる**ことだと勘違いしている方もいます。手に入れようとしても、手に入るわけはありませんが（笑）。

例えば、暴飲暴食をして、不規則な生活をしていた方がいたとします。長年そんな生活をしていても病気知らずで自分は丈夫だと思っていた人が、数年後にリウマチになったとします。治療中だけ規則正しく生活して食事も節制して見事に完治しました。もう治ったから大丈夫だと思って、元の暴飲暴食＆不規則な生活に戻ってしまいました。どうなったかわかりますか？

「リウマチ再発…とか？」

その通りです。よく考えれば当たり前ですよね。リウマチになる前の生活そのものがリウマチを引き起こした原因なんですから、元の状態に戻ればまたリウマチを再発しちゃうんです。

「わかります。治ったからといってそんな生活をしてはいけないと思います」

これはわかりやすい例でしたから答えは簡単でしたが、ちょっとシチュエーションを変えてみましょう。お子さんの学校の役員やパートを一生懸命、無理をしながらがんばっていたお母さんがリウマチになりました。

リウマチになったことで今までできていたことができなくなり、役員もパートもやめることになりました。心にも時間にも余裕ができたそのお母さんは、リウマチが治って元気になりました。以前と同じようにいろんなことをやって欲しいとまわりの方からお願いされたら……、そのお母さんは、どうしますか？

「！！！！」

お願いされたことは、以前と同じように「無理して」「がんばれば」できることです。

「私……、引き受けて、がんばってしまうかもしれません」

さっきの暴飲暴食の例と同じです。リウマチの前の状態と同じことをしたら、また無理をしてストレスを溜めこんでしまうことになります。でも、責任感があって自己犠牲的な性格だったりすると、頼まれると断ることができなくて全部引き受けてしまったり、断ることにものすごい罪悪感を感じてしまったりしますよね。

「それは……、リウマチになる前の私です」

ということで、リウマチを再発させないためには、E奈さんは新しいステージへ自分を進化させなければなりません。前の自分に戻るのではなく、次のステップに行くということです。E奈さんの場合は、無理なことは無理と断って、もっと自分を大切にできる自分になれるといいですね。

「とても難しいように思います」

突然進化するのは誰でも難しいですよ。ですから今から準備するんです。先ほども少し言いましたが、自分自身を進化させる方法としてアファメーションというやり方がありますので紹介しますね。

◇自分を進化させる方法……アファメーション

アファメーションというのは、自分の希望や願望を具体的で前向きな言葉に直して、1日に何度も自分自身に言い聞かせることで（紙に書いたり、録音したものを聞いてもＯＫ）、潜在意識にあるマイナスイメージをプラスイメージに書き換えて、自分自身の行動や生き方が願望に近づくようにする方法です。

ポイントは3つです。

・否定形をつかわず、プラスの表現をつかう。
・未来形をつかわず、過去形か現在形で。
・今の自分が受け入れやすい内容で行う。

リウマチの方によく当てはまるタイプに合わせた例文をご紹介します。自分で思い浮かばない場合は、ここから引用してつかっていただければと思います。

1　自己犠牲グセを改善したい

【例文】私はなによりもまず、自分の心と身体を大切に考えるようになりました。
私は、無理なことは無理とはっきり言えます。
頼まれごとを断るのが以前よりずいぶん上手になりました。

2　自己否定をやめて、自己肯定感を高めたい

【例文】私は自分の良い所に気づき、認めてあげることができるようになりました。
私はありのままの自分を受け入れ、自分を許すことができています。
私は自分自身を認め、愛し、自分を大切にすると決めています。

3　自分らしさを出したい／自由になりたい

【例文】私は、なにからも誰からも自由で、やりたいことをいつでもできます。
私は、すべての制限をはずし、自由に行動する許可を自分に与えました。
私には自分の人生を楽しむ権利があることを知っています。
私はもっと楽しんでいい。

4　感情の解放／トラウマの解放をしたい

【例文】私は自分の気持ちや考えを正直に人に伝えることができるようになりました。
私は自分の過去をすべて解放します。すべて終わったことです。
私は、自分自身に、怒ったり、泣いたりする権利を与えます。

5　こだわりの強さや、完ぺき主義をなくしたい

【例文】私は、柔軟に変化を受け入れることができる人間です。
私は、いつもリラックスして、流れに身を任せることができています。
私は、自分や他人に完ぺきさを求めたり、他人と自分を比べることをもうやめました。

6　病気への不安をなくして、改善させていきたい

【例文】私には、自己治癒力が備わっていて、自分自身を癒す力があることを誰よりもよく理解しています。

私は病気のおかげで、自分自身を癒し、人生をよりよく生きる方法を身につけることができました。

7　幸福感を高めたい

【例文】最近、楽しいと思えることが増えてきました。
最近よく笑うようになっています。
私の周囲はラッキーなことであふれています。
ああ、幸せだなあ。

例文の中に、E奈さんの希望や願望はありましたか？

「ありました。ありすぎてこまるくらい…。その中でも私の一番の課題は『自己犠牲』だと思います」

潜在意識の書き換えが始まるのに必要な回数はだいたい5000回だそうです。何でもいいから5000回繰り返してください。

「5000回!!」ビックリ!

5000回と言われると多いように思われますが、1日100回で50日、200回行えば25日で達成です。回数をこなすのに、いちばん楽な方法は耳で聞くことですね。最近の携帯電話などにはボイスレコーダーがついてたりしますので、自分の声で録音して、イヤホンなどで繰り返し聞いているといいですよ。意識して聞く必要もなく、BGMのように流しておけばいいです。

「それなら、１日１００回くらいならなんとかできそうですね」

はい。５０００回を超えたころから、頼まれごとを上手に断ることができるようになったり、少しずつ変化がみられると思いますよ。楽しみに続けてみてくださいね。

「はい、やってみます！　そして、自分の気持ちに正直に生きれるようになって、二度と病気にならない生き方を手に入れますね。卒業式にもぜひ出席させてください」

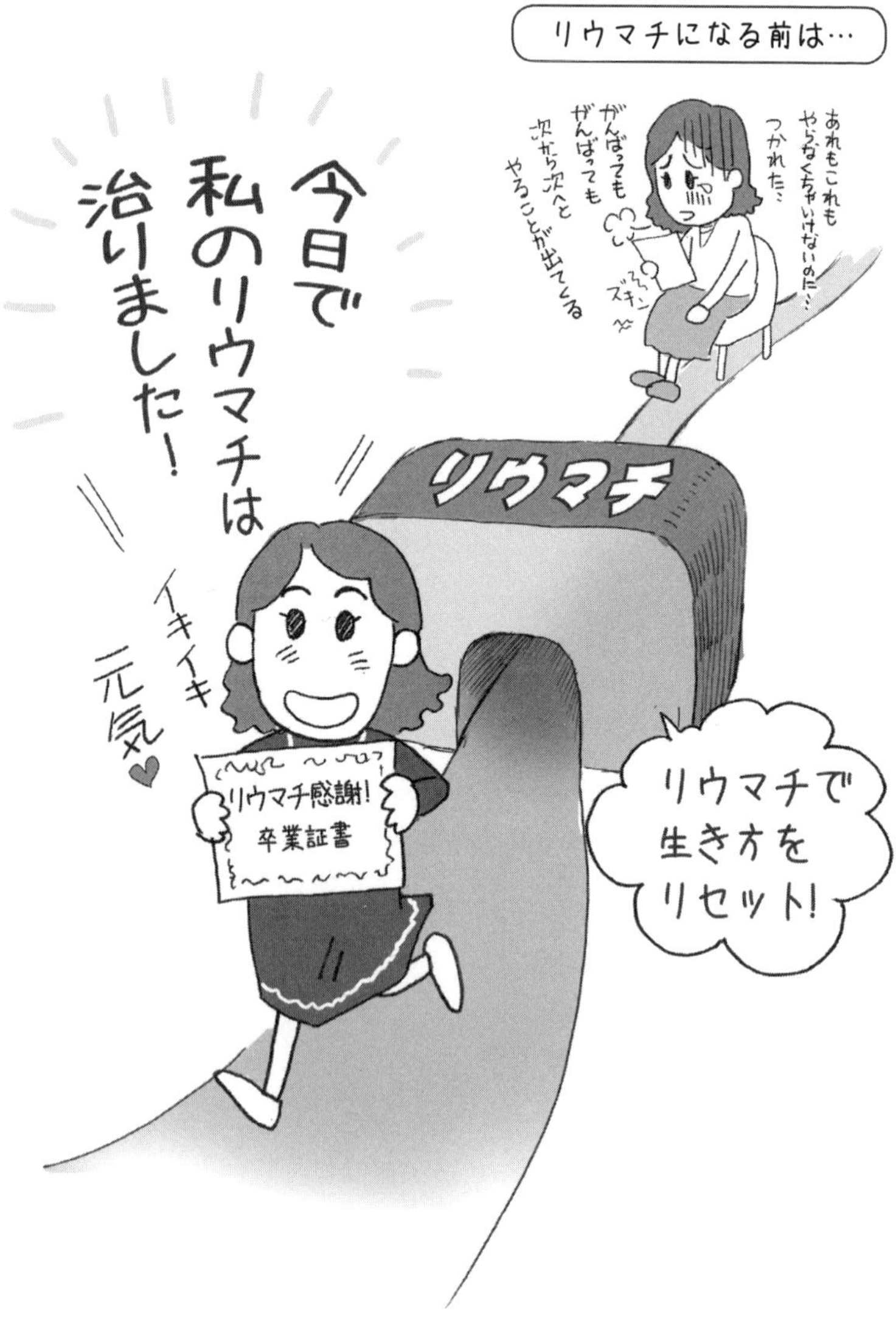
リウマチになる前は…
あれもこれもやらなくちゃいけないのに…
つかれた…
がんばってもがんばっても次から次へとやることが出てくる
ズキン
今日で私のリウマチは治りました!
イキイキ
元気♥
リウマチ感謝!
卒業証書
リウマチ
リウマチで生き方をリセット!

付録
チェックしてみよう
あなたにできる治療法はどれ？

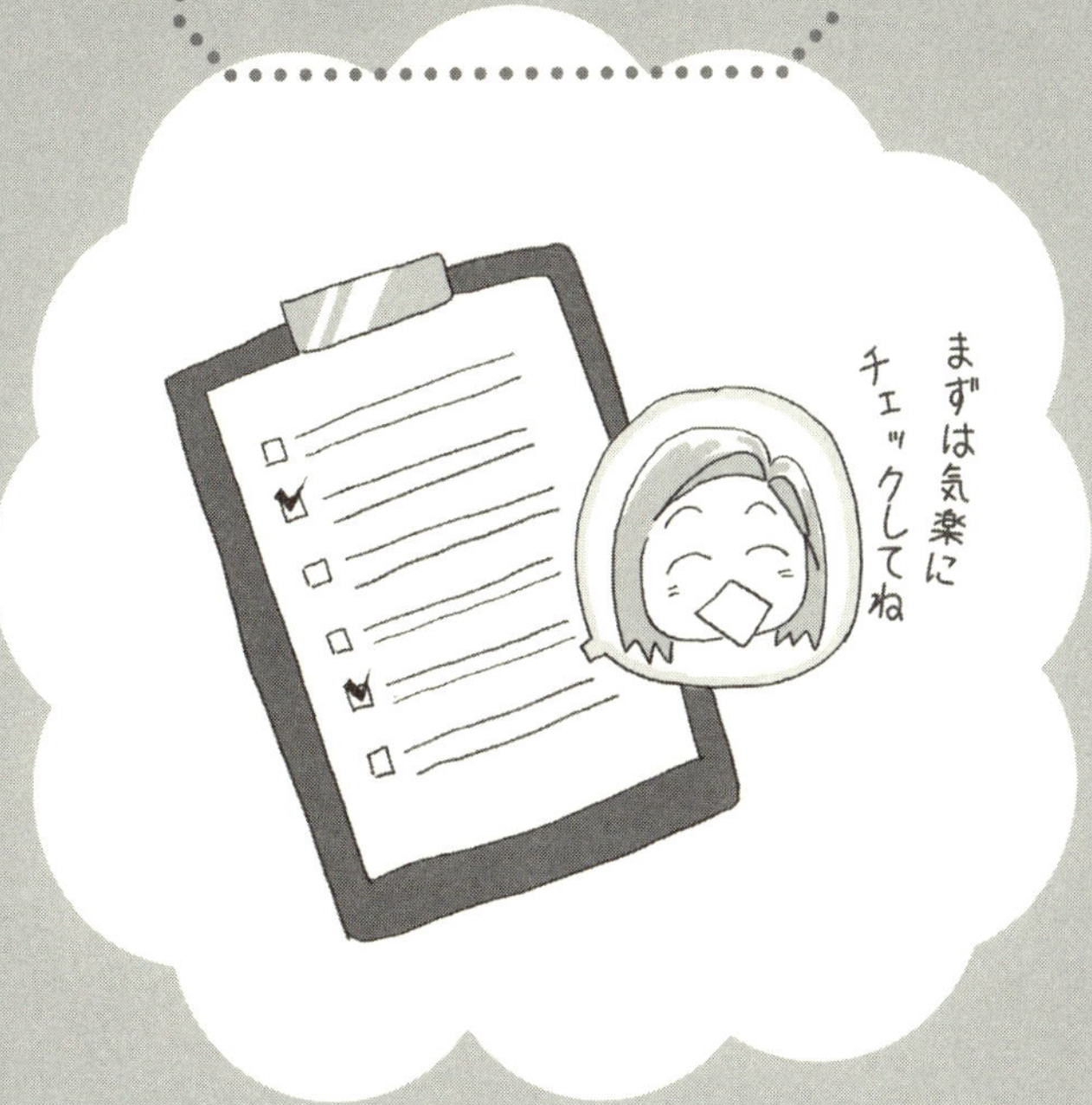

◇「私流のリウマチ完治法」のためのチェックリスト活用法

私自身がリウマチを完治させた体験とこれまでのカウンセリング経験をもとに、自分でできるちょっとした治療方法のリストをつくってみましたのでご活用ください。チェックリストのひとつひとつが小さな「治るスイッチ」だと思ってくださいね。

たくさんの項目がありますし、当然のことながら全部を実践するのは無理だと思いますので、「がんばってたくさんやろう」とするのはやめてくださいね。あくまでも、**その日その時の自分が無理なくできる範囲で、少しでも多くできたらOK**だと考えてください。

毎日同じことをすると飽きてしまう方は、リストを眺めて「今日はこれをやってみよう」とか、そんなゆるい感じでも構いません。とにかく、少しでも細胞が喜ぶようなことを、どんなことでもいいのでやっていくことが大切です。

コツは、小さなちょっとした変化を、いろんな方面から起こすことです。つまり、食事療法の項目ばかりを一生懸命やるのではなく、食事療法から少し、温熱療法から少し、イメージ療法から少し、といった具合に、**多方面からのアプローチ**を意識してください。

特に、食べ物や温熱などの身体面へのアプローチばかりに偏ってしまうと、治癒力の上げ幅は半減してしまいます。メンタル面へのアプローチも必ず取り入れましょう。これまでの経験上、最初からメンタル面にもアプローチをされていた方のほうが治るのが早い傾向にあることがわかっています。

リウマチは身体だけでなる病気ではありませんから、当然といえば当然かと思います。比率は身体面へのアプローチが4割くらいだとすれば、**メンタル面へのアプローチは6割以上**を心がけてください。つまりそれほどメンタル面が重要ということです。

ぜひ、このチェックリストを参考に**私流のリウマチ完治法**をつくり上げていってくださいね。

イメージ療法チェックリスト

□ アファメーションを実践する（133 ページ参照）
□ 呼吸法や瞑想をする（108 ページ参照）
□ なんでもいいから楽しい妄想をする（例：憧れの芸能人とラブラブなど♪）
□ できるだけ自分が聞いて気持ちのいい言葉をつかうようにする
（例：「ごめんね」→「ありがとう」／　嬉しい、楽しい、幸せ、面白い etc）
□ 漫画やＴＶなどで笑う時間を増やす
□ 気の合うグループと会って楽しく過ごす
□ 大好きな歌手の音楽にひたる
□ 大好きな俳優の出演しているビデオを片っ端から観る
□ 元気な頃の自分の写真（お気に入りのもの）を眺めて、治ったイメージをする
□ お気に入りの色やグッズで自分を囲む（カーテンの色やお花など）
□ カラオケや映画など好きなことを楽しむ
□ ネガティブになったりイライラしたらすぐその場で呼吸法をする
□ 喜怒哀楽といった感情を素直に表現する
□ 100%前向きでいようとせず、不安な気持ちもあって当然と受け入れる
□ 不安な気持ちのままでいいので、治すためにできることを続ける
□ ストレスやトラウマが強い場合は、腸心セラピーなどの、ストレスやトラウマの解消に有効なセラピーやカウンセリングを受けてみる

食事療法チェックリスト

□ 甘いものをできるだけ食べない、わざわざ買ってこない

□ 甘いものを食べたくなったら、47 ページを参考に摂取量を減らす工夫をする

□ 43 ～ 44 ページを参考に、細胞にダメージを与える食品をできるだけ控える

□ 自宅の調理油を、酸化しにくいオリーブオイルなどにかえる

□ 自宅の塩を、酸化還元力の高い「キパワーソルト」にかえる（自然食品店などで購入可）

□ 野菜や果物は「農薬落とし」などにつけてから食べるようにする

□ 遅延性フードアレルギーを調べて、 自分に合わない食品をさける（54 ページ参照）

□ 胃腸の声をよく聴いて、自分に合う食べ物を見分けていく

□ 野菜を多く食べる（※リウマチの方には、加熱したものより生野菜のほうが合う場合が多い）

□ たんぱく質をとるよう意識する（※治られた方はお肉類も食べている場合が多い）

□ 玄米は胃腸に負担がかかる場合はやめる。食べる際も長期的に食べ続けないほうが無難

□ 食べ順を意識して食べる（58 ページ参照）

□ 天然の栄養補助食品やサプリメントを利用する

□ 市販のジュースは控え、良質のお水をしっかり飲むようにする

□ よく噛んで食べて、消化の負担を減らす（目標はひと口 30 回）

□ しっかり空腹の時間をつくって胃腸を休ませる

□ ストイックになりすぎず、ゆるゆるでＯＫ

□ 自分が食べられるものを探して、美味しく楽しんで食べる

温熱療法チェックリスト

□ お風呂の湯船にゆっくりつかるようにする

□ 痛みやこわばりのひどい時は日中でも温浴する

□ 温泉に出かける

□ 岩盤浴に行ってみる

□ 貼るカイロを背中やお腹の周辺に貼っておく

□ 遠赤外線のホットパックを利用する（電磁波の影響の少ないもの、巻末リスト 150 ページ参照）

□ 湯たんぽを利用する

痛みが気になる時のチェックリスト

□ 可能であれば、温浴してリラックスして温まる

□ 遠赤外線ホットパック（巻末リスト 150 ページ参照）やカイロで痛みのある箇所の周辺を温める（痛みや腫れのある場所に直接当てるより、その周囲に当てるほうがいい場合が多い）

□ 痛みや腫れを感じたら、すぐその場で呼吸法をする

□ 呼吸法からさらに瞑想をしてみる

□ 気が紛れることを探してやってみる（読書、ビデオ、電話などなんでも OK）

□ 気の合う先生を見つけて治療院に通ってみる

その他のチェックリスト

- □ 夜はできるだけ早く布団に入るようにする
- □ 日中も可能な日は横になって休むようにする
- □ 痛みの楽な日は無理のない範囲で軽いお散歩をしてみる
- □ 温水プールでぷかぷか浮かぶ（水のゆらぎで治癒効果あり）
- □ みずぽっと体操をする（巻末リスト 151 ページ参照）
- □ 自分の体力の 60%までを意識して動く
- □ 通って楽しい治療院を見つけて通う

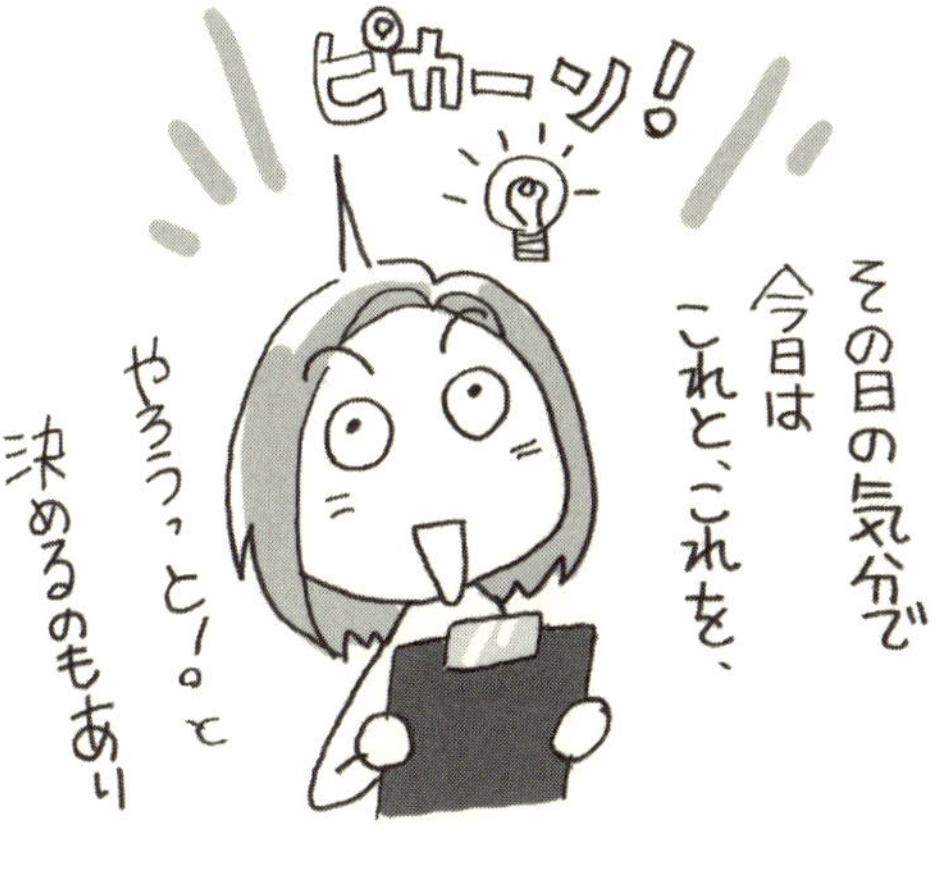
ピカーッ！
その日の気分で
今日は
これと、これを、
やろうっと！。と
決めるのもあり

あとがき

私がリウマチ完治を宣言してから、早くも9年の月日が経ち、この間には本当にいろいろなことがありました。プロのカウンセラーとしての活動開始、全国各地でのセミナー開催、前作『リウマチ感謝！』の出版、韓国語の翻訳出版、いろんな分野での素晴らしい先生方との出会い、父の死、住み慣れた奈良から東京への引っ越し、主人の転職など、思い返せばあっという間の9年間でした。

2005年に、私がリウマチと診断されてブログを書き始めた当初は、周囲を見渡しても「リウマチが治った」なんて言っている方は1人も見当たらず、「私、絶対に治す！」と宣言したものの、治す方法についてはまったく手さぐり状態でのスタートでした。それが今では、ちょっとインターネットで調べれば私以外にも治った方がすぐに見つかりますし、体験談もたくさん出てきています。冒頭の漫画でも描いたような、「リウマチは自分で治せる」のが当たり前の世の中が、もうすぐそこまで来ているのではないでしょうか。

この本を手にとっているみなさんに、何よりもまずお伝えしたいことがあります。それは、**あなたの中にも必ず自己治癒力が備わっている**ということ。治った方たちだけが特別だったわけじゃない。**あなたにも治せる力がある**ということ。そして、身体はいつだって治ろうとしているということ。だからこそ痛みを出しているんだということ。まずは、そのことに気づいてほしいと思います。

痛みなどの症状が強いと、誰だって不安になりますし落ち込みます。「他の人は治っても私だけ治らないんじゃないか」と思ったり、「このまま出来ないことが増えていくのでは」と悪い想像ばかりしたり。そんな方も多いかと思います。でも、それは当たり前のことで、そう思ってしまう方たちが特別にネガティブなわけではありません。

実際、これまでにリウマチを卒業されたみなさんも、痛みが強かったころには、同じように落ち込んだり、ネガティブになったり、不安な時期を過ごしてきた方がほとんどなのです。では、治った方たちはどこが違ったのでしょうか。それは、**「不安なまま前へ進めたかどうか」「ネガティブになりながらも、行動をしたかどうか」**です。

たいていの方は、不安な気持ちになると行動をやめてしまいます。じっと同じイスに座って悩んでいるなど、結局は何もしてない場合が多いのです。このままでは、何も変わりません。でも、不安な気持ちを抱えたままでもいいから、少しでも自分にできる行動を積み重ねていけば、必ず細胞レベルで良い変化が起こっていきます。治った方はそうやって治しただけです。同じ人間なのですから、治癒力も精神力にも大きな差はないのです。

だから、安心して、不安になる自分もネガティブな発想をする自分も受け入れてあげてください。必ず最初から前向きにならないと治らないというわけではありません。後ろ向きなままでもいいから、コツコツたくさんの小さな行動を続けていたら、気持ちの部分もちゃんとついてきます。とにかく行動しましょう！　だって、あなたのリウマチを治すことは、あなた自身にしかできないのですから。

そして2つ目にお伝えしたいこと。それは、**リウマチは本当の自分らしい生き方を手に入れるチャンス！**だということです。

私がリウマチになる少し前までは、病気知らずで、体力もあり、暴飲暴食してもずっと睡眠時間が少なくても全く平気でとっても元気でした。というか、元気だと思っていました。人にとても気をつかうタイプだったので、本当の感情はあまり表にださず、いつもニコニコ。おかげで人間関係でトラブルを起こすことは滅多になく、それなりに幸せでした。というか、幸せだと思っていました。

しかし、いざ自分が病気になって、なぜリウマチになったのかを考えた時、これまで自分がいかに無理な生き方、自分らしくない生き方をしてきていたのかに気づかされました。胃腸がいつも荒れていて身体に悪いものを食べても全く気づけなかった自分。イヤなことをいつもがまんばかりしていた自分。他人に合わせてばっかりで、人の目を気にしすぎて本当の気持ちを伝えることができなかった自分。

自分の人生がどんな風だったかなんて、普通は死ぬ直前にならないと考えないかもしれません。でも、リウマチはそれを考えさせてくれて、どうしたらもっと幸せな人生にできるのかを気づかせてくれます。リウマチになったおかげで、どんな食べ物が自分の身体に合っていて、何をしたら自分が楽しくて、どうやったら自分らしくいられるのかを、短期間で学べるんです。普通の人が数十年かかるかもしれない学びを何倍ものスピードで。

それを学んで実践できたらリウマチ卒業が待っています。リウマチ卒業後の人生は、リウマチになる前と比べものにならないくらい、楽しくて幸せで充実したものになります。その証拠に、たくさんのリウマチ卒業生の方々が、口をそろえて「リウマチのおかげで幸せになれた」「リウマチに感謝しています」とおっしゃっています。リウマチに感謝する気持ちが芽生え始めたその時には、あなたのリウマチはもう治っているのかもしれません。

最後になりましたが、この本の執筆にあたり、監修にあたってくださった松田史彦医師、推薦文をお寄せくださった中村司先生、全体の構成やイラストで大変お世話になったエーディーウェーブ（株）の鈴木さん、この本を出版するチャンスをくださった（株）三恵社の木全社長、執筆にあたり快く協力してくれた主人と娘と母に、そして天国で見守ってくれているであろう父に心より感謝します。

巻末便利リスト

本書に登場するいろいろな療法や、オススメの情報をこちらにまとめましたので、ぜひご活用ください。

■最強ハーブサプリ（15 ページに登場）

私がリウマチ治療中から 10 年間愛用しているアメリカの天然ハーブのサプリメント。94 ページにある脳細胞を回復させるハーブのサプリメントもこちらで販売されています。製品の詳細や購入に関しては下記にお問い合わせください。

「クエスト社」（URL:http://www.questgrp.jp）
TEL：03-5915-0345
「クエスト・ユーザーグループ」（URL:http://www.questuser.jp）
TEL：03-3969-9070

■中村式遠赤外線ホットパック（106 ページに登場）

こちらも 7 年間愛用中。（財）日本東洋医学財団の中村司理事長考案の超こだわりホットパック。電磁波の影響が少なく、簡単操作で身体の奥まで温まる優れものです。医療用機器で高性能なのに、お手頃価格でオススメです。

「中村式温熱」（http://hyperthermia.asia/）

■ストレス・トラウマ解消のための腸心セラピー（94 ページに登場）

ストレスやトラウマ、コンプレックスなどの心の問題が、ご自分の病気の一因だと感じられている方には、ぜひ受けて頂きたいセラピーです。1 回のセラピーで相当気持ちが楽になります。

「日本腸心セラピー協会」（http://www.choshin.net/）

■みずぽっと体操（145 ページに登場）

水が入った小さなボトルで行う体操法。水の持つゆらぎによって、痛みの緩和や関節の可動域の改善など、様々な効果があります。

「日本みずぽっと体操協会」（http://mizupot.com/）

■山元式新頭鍼療法（16 ページに登場）

リウマチ治療中にお世話になり、断薬リバウンドのつらい時期を助けられました。日本国内より世界中に広まっている素晴らしい鍼治療です。

宮崎県「愛鍼会　山元病院」（http://www.aisinkai.com/）
日南市中央通り 1-10-15　TEL：0987-23-4815

■スペシフィックカイロ（16 ページに登場）

リウマチ治療中から何度もお世話になっています。ソフトな手技で上部頸椎を調整することで、神経伝達を円滑にし、自然治癒力を上げていきます。

熊本県「眞命堂」岩田先生（http://inochitv.web.fc2.com/index.htm）
TEL：0964-43-4808

■松田医院　和漢堂

本書の監修をつとめてくださった松田史彦先生のクリニック。統合医療をベースにリウマチはもちろん各種の難病の治療を実践していらっしゃいます。薬害にも対応されており、精神病の薬の減薬、断薬のサポートもされています。

熊本県「松田医院　和漢堂」（http://www.matsudaclinic.com/）
TEL：0964-28-3331

■アメージングセラピー

ひわさゆうじ先生が行っていらっしゃるセラピー。私たちも家族全員お世話になっています。人と動物への整体全般、気功、風水、波動調整、みずぽっと体操などの全てが含まれます。不可能を可能にしてしまうすごい先生です。

アメージングセラピー（http://amazing-therapy.com/）

■ M.T.S. 自然良能研究所

代表の宮川典彦先生は、これまでに２万人以上の腸に触れ、多くの難治性の患者さんたちを改善に導いてこられた整腸セラピーの達人の先生です。関西の方はぜひ！

大阪府「M.T.S. 自然良能研究所」（http://mts-chou-labo.sun.bindcloud.jp ）
TEL：070-5047-7280

■あすか自然療法院　まなの里

やさしく身体を“ゆらす”アプローチで、あらゆる痛みを解消していきます。代表の松永光司先生は、ドイツ・デュッセルドルフの自然療法学校で特別講師をつとめる実力の持ち主であり、私の長年の友人です。

奈良「あすか自然療法院　まなの里」（http://asukamana.jimdo.com/）
TEL：0744-35-6898

リウマチ感謝！が現在行っているサービス（カウンセリング、講演会、DVD セミナー等）について詳しくお知りになりたい方は、『リウマチ感謝！公式サイト』をご覧いただくか、下記に資料をご請求ください。

公式サイト：http://ryumachikansya.com/

◆資料の送付をご希望の方は、以下の必要事項をハガキまたは E-mail でお送りください。

① 資料請求希望
② お名前（フリガナも）
③ 郵便番号
④ ご住所
⑤ 電話番号
⑥（お持ちの方は）E-mail アドレス

【資料請求先】

〒 639-2247　奈良県御所市玉手 380-4
RA 回復センター　渡邊千春宛
メールアドレス：ryumachikansya@yahoo.co.jp

◆セミナー・講演会や治療会などの情報がいち早く届く、無料メールマガジンのご登録もオススメです。

メールマガジン登録先：http://tinyurl.com/krshdr2

著者プロフィール

リウマチ感謝！（本名：渡邊千春）

「一般的には治らない」とされているリウマチを、独創的な発想と治療法で完全克服した貴重な経験をもとに難病治療アドバイザーの道に進む。「リウマチは努力しだいで自分で治せる」をモットーに、自らを「治った証拠」として、精力的に活動。これまでに120名以上のリウマチ卒業生を輩出し、1000人以上の改善に関わってきた。

主婦であり、母である立場から、特に女性へのアドバイスには定評があり、「会うだけで元気がでる」「カウンセリングを受けただけで痛みが楽になった」など、喜びの声が多数寄せられている。希望を失いかけていた相談者さえ、最後には笑顔になると評判。リウマチ・膠原病が治った「卒業生」たちを一堂に集め、改善の秘訣を聞き出す「リウマチ大感謝祭」などの全国イベントや、代替医療を推進する医師たちと連携した様々な試みは、業界のプロたちを驚かせつづけている。

患者さんが自宅でいつでも実践できるよう、治し方のコツを収録した「基本治療法」「イメージ・トレーニング」「モチベーション・トレーニング」などの各種ＤＶＤが一般に販売されている。著書『リウマチ感謝！』は、発売当初Amazon「新書・文庫」部門で1位。「新刊書籍」部門で3位となる。また、韓国でのリウマチの方たちの草の根運動により、2013年には韓国版も出版された。

1974年奈良県生まれ。東京都在住。大のカピバラ好き。

リウマチ／難病治療アドバイザー
日本メンタルヘルス協会 認定カウンセラー
（財）日本東洋医学財団　副理事長

■リウマチ感謝！公式サイト：http://ryumachikansya.com
■リウマチ感謝！公式ブログ：http://ameblo.jp/ryumachi/
■セミナー情報：http://tinyurl.com/o9k9v27

関連書籍のご案内

ごく普通の主婦がある日突然、**不治の病**といわれる**「リウマチ」**に!!

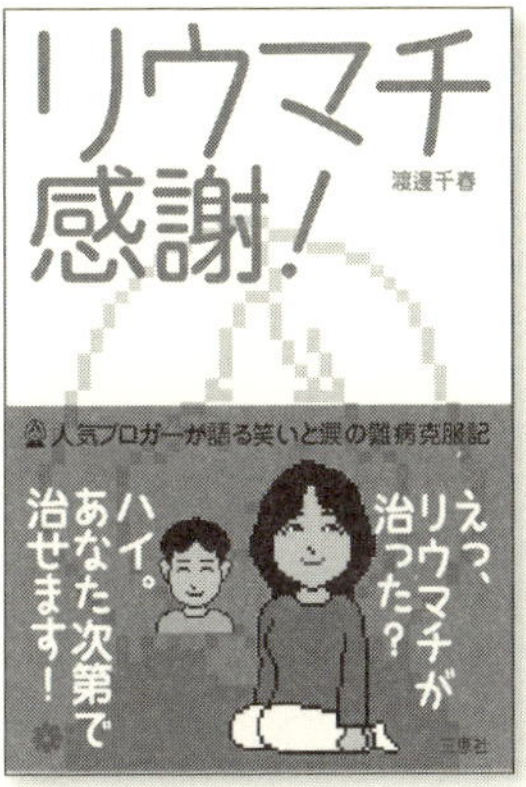

リウマチ完治までを
実況中継したブログを書籍化!

リウマチ感謝!

著者:渡邉 千春

「私は絶対にリウマチを治す!」ごく普通の主婦だった著者がブログに綴った笑いと涙のドタバタ難病克服記! 全てはここから始まったのです!

定価:(本体 1,300 円 +税) 四六判 並製 168 頁
ISBN978-4-88361-722-7

リウマチを完治した「リウマチ卒業生」40 人の成功例に基づく治療ガイド

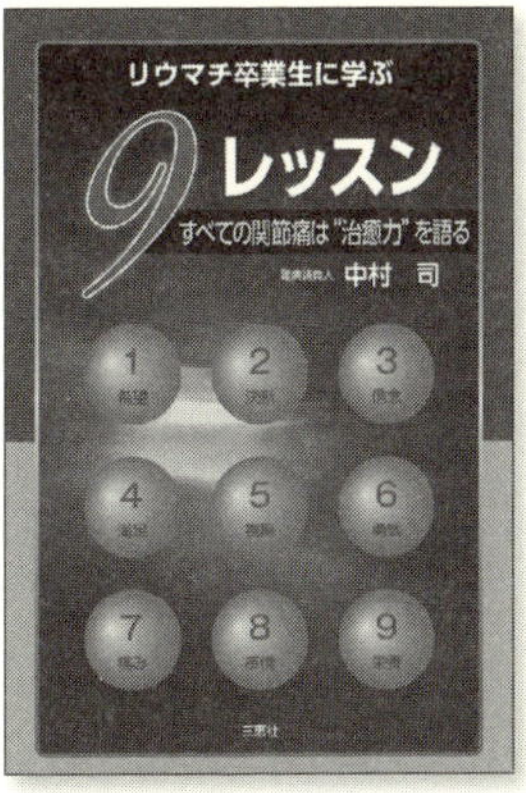

リウマチ卒業生に学ぶ 9 レッスン

すべての関節痛は"治癒力"を語る

中村 司 [著]

従来のリウマチ・関節痛治療のハウツー本とは全く違う視点で書かれた、完治へ至る真理を追究した異色の書籍。リウマチ・関節痛治療のメンタル、スピリチュアルな面だけを語った本ではなく、カルシウム代謝異常や最新の栄養学からの食事療法、温熱療法など医学的な内容も満載!

(財)日本東洋医学財団 理事長/中村式温熱療法 提唱者

定価:(本体 1,500 円 +税) 四六判 並製 208 頁
ISBN978-4-86487-142-6

お近くの書店、Amazon でお買い求めいただけます。

リウマチ感謝！ カウンセリング編

治るスイッチをみつけよう！

2015年5月21日　初版発行

著　者　リウマチ感謝！（本名：渡邉千春）
監　修　松田 史彦（松田医院 和漢堂 院長）
制作協力　エーディーウェーブ株式会社
発 行 所　株式会社 三恵社
〒462-0056 名古屋市北区中丸町2-24-1
TEL 052-915-5211（代） FAX 052-915-5019
http://www.sankeisha.com/

Printed in Japan
ISBN978-4-86487-375-8